町田志樹の聴いて覚える

起始停止

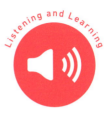

町田志樹
Shiki Machida

Listening Movie

mp3 Audio File

ORIGIN AND
INSERTION
OF MUSCLES

序 文

　理学療法士・作業療法士・柔道整復師・鍼灸師・アスレティックトレーナーなど，運動器との関わりが深い職種にとって，骨格筋の構造を正確に理解することはきわめて重要な課題である．その理解の第一歩として，筋の付着部位である起始停止を正しく覚えることは避けて通れない．現職者であれば誰もが，在学中に起始停止の暗記に苦心した経験があるのではないだろうか．

　この度，株式会社三輪書店より「町田志樹の聴いて覚える起始停止」が発刊された．本書は従来の解剖学教材とは一線を画す，まったく新しい書籍である．以下に本書の特徴を三点挙げる．

　第一にタイトルにもある通り，本書は筋の起始停止を覚えるためのリスニング教材である．音声を用いた骨格筋の学習教材は，これまでに存在しない．本書のコンセプトは，起始停止の暗記に苦心する学生の大きなサポートとなるだろう．また，日々の業務に忙しい現職者の学び直しにも最適である．

　第二に挙げるのは，103種に及ぶリスニング動画である．今回，覚えなくてはならない骨格筋のすべてに，リスニングと合わせた動画を作成した．聴覚に加えて視覚からも情報が入ることにより，更に学習の効率性を高めることができるだろう．

　第三に記述の信頼性である．例年，学生たちから「本によって起始停止の記述が違う」，「どの本を信頼して覚えればよいのか分からない」という相談を多く受ける．本書の記述は各職種の国家試験の出題事例を踏まえ，養成校・国家試験対策予備校・現職者に対するセミナー実績を多数有する筆者が精査しつつ書き上げた．正確かつ必要最低限にまとめた文章は，国家試験の対策としても大きく寄与するだろう．

　これまでの経験を基に，多くの学生の悩みに応える一冊を世に出せたことを心から嬉しく思う．是非，学生諸君には本書を基盤としたうえで，多くのことを学んでいただきたい．本書を通じ，各職種の基礎医学の水準が向上することを教育者として強く願う．

　2019年5月

町田 志樹

本書の使い方

▶ さらに詳しい内容を動画で紹介しています

リスニング動画で目と耳から覚える

各項目のQRコードを読み取ることにより，本書の内容に音声を合わせた動画を視聴することが可能です．音声と合わせて視覚的に筋の起始停止を確認することで，より効率的な学習を行うことができます．

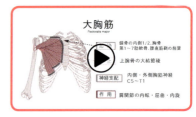

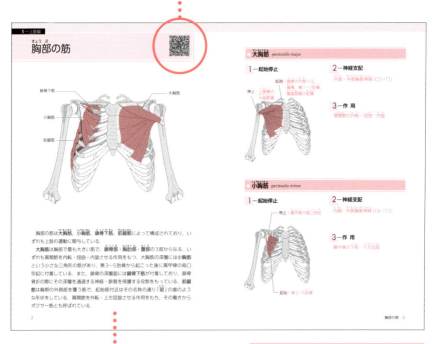

まず筋群の構成を理解する

個々の筋の起始停止を覚える前に，まず筋群の構成をしっかりと覚えましょう．各筋の形態の特徴や走行，位置関係を先立って学習することにより，骨格筋の理解をより深めることができます．

音声ファイルも活用しよう

本書の内容を収録した音声を，スマートフォンなどにダウンロードすることが可能です (p.vi)．空いた時間に聞き流すことにより，起始停止を効率よく暗記することができます．ぜひ，すきま時間を利用した学習に活用してください．
https://www.miwapubl.com/user_data/maorin.php

暗記シートで確認する

視覚・聴覚で学んだ知識が定着化しているかどうかを，暗記シートを使って確認しましょう．視覚・聴覚・暗記シートによる学習を繰り返すことにより，筋の知識をより確実に深めることができます．

コラムで知識をレベルアップ

コラムには実習や国家試験，臨床を想定した内容をふんだんに盛り込んでいます．コラムを通じて，暗記した筋の起始停止，神経支配，作用などを「使える知識」にレベルアップさせましょう．

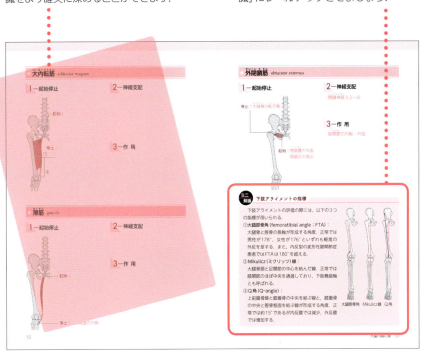

付録

巻末に「筋の英名・読み方一覧表」，「筋の起始・停止・作用の一覧表」，「四肢の横断面図」を掲載しています．

筋一覧表

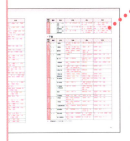

神経支配別の起始停止の一覧表を加えました．部位別と神経別の両方から起始停止を覚えることにより，より確実な知識を得ることができます．

横断面図

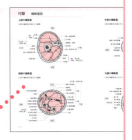

近年，国家試験に頻出される四肢の横断面図も図示しています．

リスニング動画 音声ファイル の視聴について

本サービスはすべての環境で利用できることを保証するものではありません．お使いの端末やブラウザの設定によっては利用できない，もしくは正しく表示されない場合があります．

リスニング動画・音声ファイルをご利用の際には，下記の注意事項，また右ページの利用規約を必ずお読みください．

〈 注意事項 〉

リスニング動画

筋の起始停止・神経支配・作用をリスニング動画で視聴することができます．各筋の動画は筋群ごとにまとめてあります．筋群の解説があるページ上部のQRコードをスマートフォンやタブレットなどの端末で読み取ってください．

お使いの端末で動画が再生できるかどうか確認するには，株式会社Jストリームのチェックツール https://www.stream.co.jp/check/office/ （URLは変更される場合があります）をご利用ください．

音声ファイル

リスニング動画の音声のみをまとめたファイルをダウンロードすることができます．右記のQRコードをスマートフォンやタブレットなどの端末で読み取ってください．下記のURLからもダウンロードできます．
https://www.miwapubl.com/user_data/maorin.php

QRコードは読み取り用のアプリケーションなどで読み取ることができます．お使いの端末やアプリケーションによって操作方法が異なる場合がありますので，読み取り方法は各機器の取扱説明書をご覧いただくかメーカーにお問い合わせください．

ダウンロードした音声を携帯音楽プレーヤーなどで聴くためには，パソコンなどへ保存したファイルを再生ソフトなどを介して転送してください．使用方法はお使いのパソコンや端末，使用ソフトにより異なりますので各機器の取扱説明書をご覧いただくかメーカーにお問い合わせください．

※動画・音声は本書をご購入いただいた方のみへのサービスです．

2019年5月7日

利用規約

この利用規約 (以下「本規約」といいます) は，株式会社三輪書店 (以下「当社」といいます) がウェブサイト上で提供する動画等配信サービス (以下「本サービス」といいます) の利用条件を定めるものです．本サービスを利用した利用者は規約に同意したものとみなします．本規約に同意いただけない場合は本サービスの利用をお控えください．

本サービスの利用

本サービスの利用は，利用者の責任において行ってください．本サービスの利用により発生する通信料は利用者の負担となります．

著作権

本サービスに含まれているコンテンツ，および情報 (データ) の集合体に関する著作権その他一切の権利は当社が保有または管理しています．

禁止事項

利用者に対し次の行為を行うことを禁止します．

(1) 本サービスに含まれるコンテンツ，および情報 (データ) の一部または全部を個人利用以外の目的で保存，複製，使用すること．

(2) 本サービスに含まれるコンテンツ，および情報 (データ) の一部または全部を翻案，改変，アップロード，掲示，送信，頒布すること．

(3) 法令または本規約に違反すること．

(4) 当社のネットワーク，サーバまたはシステムに不正にアクセスすること，または不正なアクセスを試みること．

(5) その他，当社が不適切と判断すること．

サービス内容の変更

当社は利用者に通知することなく当社の判断で本サービスの全部または一部を変更，中断，廃止することができるものとします．

免責

当社は本サービスの完全な利用を利用者に保証するものではありません．本サービスに含まれる内容または情報を利用することにより，直接的または間接的に利用者が損害を被ったとしても当社は一切の責任を負いません．

利用規約の変更

当社は本規約を変更することができるものとします．本規約の変更は，変更内容を公開した時点から有効となり，その後本サービスを利用した利用者は変更後の規約に同意したものとみなします．

C O N T E N T S

序文 iii

本書の使い方 iv

▶1 ─ 上肢編

胸部の筋 2

大胸筋 pectoralis major 3

小胸筋 pectoralis minor 3

鎖骨下筋 subclavius 4

前鋸筋 serratus anterior 4

背部浅層の筋 5

僧帽筋 trapezius 6

広背筋 latissimus dorsi 6

肩甲挙筋 levator scapulae 7

小菱形筋 rhomboid minor 7

大菱形筋 rhomboid major 8

ミニ知識 胸郭出口症候群 8

肩甲骨周辺の筋 9

三角筋 deltoid 10

棘上筋 supraspinatus 10

棘下筋 infraspinatus 11

小円筋 teres minor 11

大円筋 teres major 12

肩甲下筋 subscapularis 12

上腕の屈筋群 13

上腕二頭筋（長頭・短頭）biceps brachii (long head・short head) 14

上腕筋 brachialis 14

烏口腕筋 coracobrachialis 15

ミニ知識 腕神経叢 15

上腕の伸筋群 16

上腕三頭筋（長頭・外側頭・内側頭）triceps brachii (long head・lateral head・medial head) 17

肘筋 anconeus 17

viii

前腕の屈筋群 (浅層) 18

円回内筋 pronator teres ································· 19
橈側手根屈筋 flexor carpi radialis ················· 19
長掌筋 palmaris longus ···························· 20
尺側手根屈筋 flexor carpi ulnaris ················ 20

前腕の屈筋群 (中間層) 21

浅指屈筋 flexor digitorum superficialis ··········· 22
ミニ知識 肘部管症候群 ······························ 22

前腕の屈筋群 (深層) 23

深指屈筋 flexor digitorum profundus ·············· 24
長母指屈筋 flexor pollicis longus ················ 24
方形回内筋 pronator quadratus ··················· 25
ミニ知識 手根と手指の関節 ···················· 25

前腕の伸筋群 (浅層) 26

腕橈骨筋 brachioradialis ························· 27
長橈側手根伸筋 extensor carpi radialis longus ···· 27
短橈側手根伸筋 extensor carpi radialis brevis ···· 28
総指伸筋 extensor digitorum ···················· 28
小指伸筋 extensor digiti minimi ················· 29
尺側手根伸筋 extensor carpi ulnaris ············· 29

前腕の伸筋群 (深層) 30

回外筋 supinator ································ 31
長母指外転筋 abductor pollicis longus ············ 31
短母指伸筋 extensor pollicis brevis ·············· 32
長母指伸筋 extensor pollicis longus ·············· 32
示指伸筋 extensor indicis ························ 33
ミニ知識 テノデーシス アクション (tenodesis action) ··· 33

手掌の筋 母指球筋 34

短母指外転筋 abductor pollicis brevis ············ 35
母指対立筋 opponens pollicis ···················· 35
短母指屈筋 flexor pollicis brevis ················· 36
母指内転筋 adductor pollicis ····················· 36

目次 ix

手掌の筋 小指球筋 37

短掌筋 palmaris brevis 38
小指外転筋 abductor digiti minimi 38
短小指屈筋 flexor digiti minimi brevis 39
小指対立筋 opponens digiti minimi 39

手掌の筋 中手筋 40

(第1〜4)虫様筋 lumbrical 41
(第1〜3)掌側骨間筋 palmar interossei 41
(第1〜4)背側骨間筋 dorsal interossei 42
知識 三角線維軟骨複合体 42

▶2─下肢編

大腿前面の筋 44

腸骨筋 iliacus 45
大腰筋 psoas major 45
小腰筋 psoas minor 46
恥骨筋 pectineus 46
縫工筋 sartorius 47
大腿直筋 rectus femoris 47
外側広筋 vastus lateralis 48
内側広筋 vastus medialis 48
中間広筋 vastus intermedius 49
膝関節筋 articularis genus 49

大腿内側の筋 50

長内転筋 adductor longus 51
短内転筋 adductor brevis 51
大内転筋 adductor magnus 52
薄筋 gracilis 52
外閉鎖筋 obturator externus 53
知識 下肢アライメントの指標 53

殿部の筋 (浅層) 54

大殿筋 gluteus maximus 55
中殿筋 gluteus medius 55

<ruby>小殿筋<rt>しょうでんきん</rt></ruby> gluteus minimus ·· 56
<ruby>大腿筋膜張筋<rt>だいたいきんまくちょうきん</rt></ruby> tensor fasciae latae ······························ 56

殿部の筋 (深層)　<ruby><rt>でん ぶ</rt></ruby>　57

<ruby>梨状筋<rt>り じょうきん</rt></ruby> piriformis ··· 58
<ruby>内閉鎖筋<rt>ないへい さ きん</rt></ruby> obturator internus ·································· 58
<ruby>上双子筋<rt>じょうそう し きん</rt></ruby> gemellus superior ·································· 59
<ruby>下双子筋<rt>か そう し きん</rt></ruby> gemellus inferior ···································· 59
<ruby>大腿方形筋<rt>だいたいほうけいきん</rt></ruby> quadratus femoris ···························· 60
知識 大腿骨のランドマーク ····························· 60

大腿後面の筋　<ruby><rt>だいたいこうめん</rt></ruby>　61

<ruby>半腱様筋<rt>はんけんようきん</rt></ruby> semitendinosus ······································ 62
<ruby>半膜様筋<rt>はんまくようきん</rt></ruby> semimembranosus ································· 62
<ruby>大腿二頭筋<rt>だいたい に とうきん</rt></ruby> <ruby>長頭<rt>ちょうとう</rt></ruby> biceps femoris long head ········· 63
<ruby>大腿二頭筋<rt>だいたい に とうきん</rt></ruby> <ruby>短頭<rt>たんとう</rt></ruby> biceps femoris short head ········ 63

下腿前面の筋　<ruby><rt>か たいぜんめん</rt></ruby>　64

<ruby>前脛骨筋<rt>ぜんけいこつきん</rt></ruby> tibialis anterior ····································· 65
<ruby>長趾伸筋<rt>ちょう し しんきん</rt></ruby> extensor digitorum longus ················ 65
<ruby>長母趾伸筋<rt>ちょう ぼ し しんきん</rt></ruby> extensor hallucis longus ··············· 66
<ruby>第三腓骨筋<rt>だいさん ひ こつきん</rt></ruby> fibularis tertius ······························· 66

下腿外側の筋　<ruby><rt>か たいがいそく</rt></ruby>　67

<ruby>長腓骨筋<rt>ちょう ひ こつきん</rt></ruby> fibularis longus ····································· 68
<ruby>短腓骨筋<rt>たん ひ こつきん</rt></ruby> fibularis brevis ······································· 68

下腿後面の筋 (浅層)　<ruby><rt>か たいこうめん</rt></ruby>　69

<ruby>腓腹筋<rt>ひ ふくきん</rt></ruby> gastrocnemius ·· 70
<ruby>ヒラメ筋<rt>きん</rt></ruby> soleus ··· 70
<ruby>足底筋<rt>そくていきん</rt></ruby> plantaris ··· 71
知識 膝関節の靱帯 ······································· 71

下腿後面の筋 (深層)　<ruby><rt>か たいこうめん</rt></ruby>　72

<ruby>膝窩筋<rt>しつ か きん</rt></ruby> popliteus ··· 73
<ruby>長母趾屈筋<rt>ちょう ぼ し くっきん</rt></ruby> flexor hallucis longus ················· 73
<ruby>長趾屈筋<rt>ちょう し くっきん</rt></ruby> flexor digitorum longus ···················· 74
<ruby>後脛骨筋<rt>こうけいこつきん</rt></ruby> tibialis posterior ··································· 74

足背の筋 75

短趾伸筋 extensor digitorum brevis ·· 76
短母趾伸筋 extensor hallucis brevis ··· 76

足底の筋（第1層）77

母趾外転筋 abductor hallucis ··· 78
短趾屈筋 flexor digitorum brevis ·· 78
小趾外転筋 abductor digiti minimi ·· 79
ミニ知識 足根と足趾の関節 ··· 79

足底の筋（第2層）80

足底方形筋 quadratus plantae ··· 81
（第1〜4）虫様筋 lumbrical ··· 81

足底の筋（第3層）82

短母趾屈筋 flexor hallucis brevis ·· 83
母趾内転筋 adductor hallucis ·· 83
短小趾屈筋 flexor digiti minimi brevis ·· 84
ミニ知識 足のアーチと支持機構 ·· 84

足底の筋（第4層）85

（第1〜3）底側骨間筋 plantar interossei ·· 86
（第1〜4）背側骨間筋 dorsal interossei ··· 86

付録

筋の英名・読み方一覧表 ··· 88
筋の起始・停止・神経支配・作用一覧表 ·· 92
神経支配別 筋の起始・停止・作用一覧表 ·· 97
横断面図 ·· 102

索引 ··· 105

イラスト：スタジオ・コア　昆　工

1—上肢編

1—上肢編

胸部の筋

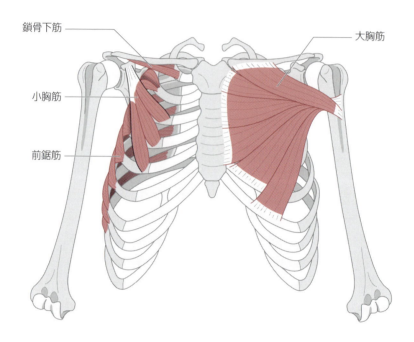

　胸部の筋は**大胸筋**，**小胸筋**，**鎖骨下筋**，**前鋸筋**によって構成されており，いずれも上肢の運動に関与している．

　大胸筋は胸部で最も大きい筋で，鎖骨部・胸肋部・腹部の3部からなる．いずれも肩関節を内転・屈曲・内旋させる作用をもつ．大胸筋の深層には**小胸筋**という小さな三角形の筋があり，第3〜5肋骨から起こった後に肩甲骨の烏口突起に付着している．また，鎖骨の深層面には**鎖骨下筋**が付着しており，鎖骨骨折の際にその深層を通過する神経・脈管を保護する役割をもっている．**前鋸筋**は胸郭の外側部を覆う筋で，起始部付近はその名称の通り「鋸」の歯のような形状をしている．肩関節を外転・上方回旋させる作用をもち，その働きからボクサー筋とも呼ばれている．

大胸筋 pectoralis major

1 — 起始停止

起始：鎖骨の内側1/2, 胸骨, 第1〜7肋骨, 腹直筋鞘の前葉

停止：上腕骨の大結節稜

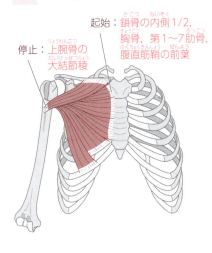

2 — 神経支配

内側・外側胸筋神経 (C5〜T1)

3 — 作 用

肩関節の内転・屈曲・内旋

小胸筋 pectoralis minor

1 — 起始停止

停止：肩甲骨の烏口突起

起始：第3〜5肋骨

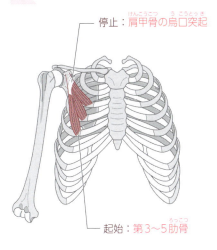

2 — 神経支配

内側・外側胸筋神経 (C6〜T1)

3 — 作 用

肩甲骨の下制・下方回旋

胸部の筋　3

鎖骨下筋 subclavius

1―起始停止

停止：鎖骨の外側1/3の下面
起始：第1肋骨

2―神経支配

鎖骨下筋神経（C5・6）

3―作用

鎖骨の下制

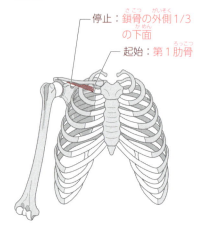

前鋸筋 serratus anterior

1―起始停止

起始：第1〜9肋骨
停止：肩甲骨の上角，内側縁，下角

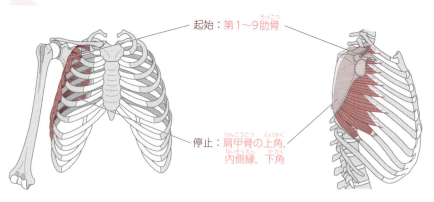

2―神経支配

長胸神経（C5〜7）

3―作用

肩甲骨の外転・上方回旋

背部浅層の筋

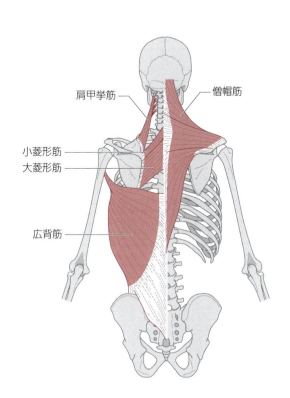

　背部浅層の筋は**僧帽筋**，**広背筋**，**肩甲挙筋**，**小・大菱形筋**によって構成されており，いずれも上肢の動きに関わっている．

　僧帽筋は背部の上半部にある大きな筋で，**上部・中部・下部**からなる．いずれも肩甲骨を介して上肢を動かす働きをもち，特に中部が発達している．**広背筋**は背部の下半部に広がる扇状の筋で，腸骨稜や胸腰筋膜などの広い領域から起始した後に，上腕骨の小結節稜に停止している．大円筋や肩甲下筋とともに，肩関節を内旋させる筋である．**肩甲挙筋**は第1〜4頸椎の横突起の後結節から起こった後に肩甲骨の上角に付着する筋で，その名称の通り肩甲骨を挙上させる働きをもつ．**小・大菱形筋**は僧帽筋の深層にある平行四辺形の筋で，いずれも肩甲骨を内転・挙上・下方回旋させる筋である．

僧帽筋 trapezius

1―起始停止

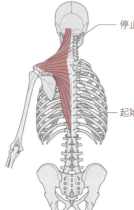

停止：鎖骨の外側1/3，肩甲骨の肩峰・肩甲棘

起始：後頭骨の上項線の内側1/3，外後頭隆起，項靱帯，C7〜T12の棘突起・棘上靱帯

2―神経支配

副神経，頸神経 (C2〜4)

3―作 用

上部（下行部）：
肩甲骨の内転・挙上・上方回旋
中部（水平部）：
肩甲骨の内転
下部（上行部）：
肩甲骨の内転・下制・上方回旋

広背筋 latissimus dorsi

1―起始停止

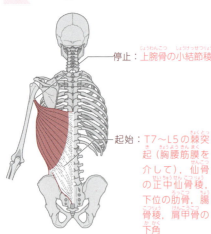

停止：上腕骨の小結節稜

起始：T7〜L5の棘突起（胸腰筋膜を介して），仙骨の正中仙骨稜，下位の肋骨，腸骨稜，肩甲骨の下角

2―神経支配

胸背神経 (C6〜8)

3―作 用

肩関節の内転・内旋・伸展，
肩甲骨の下制

肩甲挙筋 levator scapulae

1 — 起始停止

起始：C1〜4の横突起の後結節

停止：肩甲骨の上角

2 — 神経支配

肩甲背神経 (C5)，頸神経 (C3・4)

3 — 作 用

肩甲骨の挙上・下方回旋

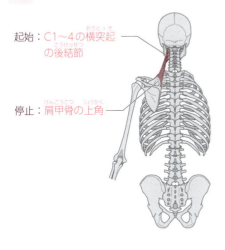

小菱形筋 rhomboid minor

1 — 起始停止

停止：肩甲骨の内側縁の上部

起始：C7・T1の棘突起

2 — 神経支配

肩甲背神経 (C4・5)

3 — 作 用

肩甲骨の内転・挙上・下方回旋

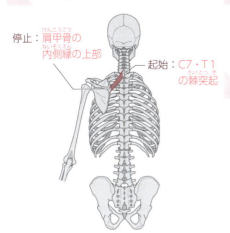

背部浅層の筋

大菱形筋 rhomboid major

1 — 起始停止

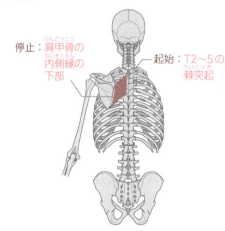

停止：肩甲骨の内側縁の下部
起始：T2〜5の棘突起

2 — 神経支配

肩甲背神経（C4・5）

3 — 作 用

肩甲骨の内転・挙上・下方回旋

 胸郭出口症候群

　頚部から上肢へと向かう神経と脈管は，いくつかの狭いトンネル状の構造物を通過している．この領域で起こる絞扼性の疾患は**胸郭出口症候群**と呼ばれ，絞扼部位によって以下に区分される．
①斜角筋症候群：
　斜角筋隙（前斜角筋と中斜角筋の間）で起こる絞扼性の疾患を**斜角筋症候群**という．この部位は腕神経叢と鎖骨下動脈が通過している．
②肋鎖症候群：
　鎖骨と肋骨の間で起こる絞扼性の疾患を**肋鎖症候群**という（鎖骨後面には**鎖骨下筋**が位置している）．この部位は腕神経叢と鎖骨下動脈に加え，鎖骨下静脈も通過している．
③小胸筋症候群：
　小胸筋の深層で起こる絞扼性の疾患を**小胸筋症候群**という．この部位は腕神経叢，鎖骨下動脈，鎖骨下静脈が通過している．また，肩関節の外転時に起こる絞扼症状は**過外転症候群**と呼ばれている．

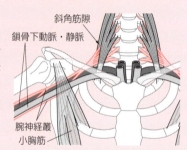

斜角筋隙
鎖骨下動脈・静脈
腕神経叢
小胸筋

肩甲骨周辺の筋
けんこうこつ

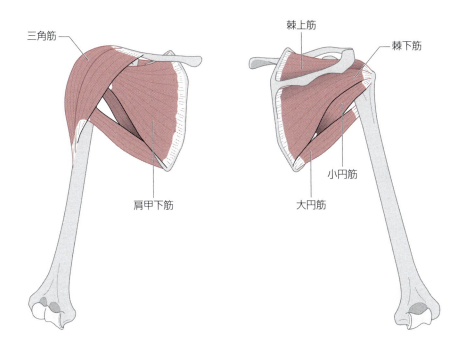

　肩甲骨周辺の筋は**三角筋**，**棘上筋**，**棘下筋**，**小円筋**，**大円筋**，**肩甲下筋**によって構成されている．これらのうち，棘上筋，棘下筋，小円筋，肩甲下筋の4つの筋群は**回旋筋腱板 (Rotator cuff)** と呼ばれ，肩関節の支持と安定性に関わっている．

　三角筋は上腕の上部にある大きな三角形の筋で，**前部・中部・後部**からなる．主に肩関節を外転する働きをもつ．**棘上筋**と**棘下筋**はいずれも上腕骨の大結節に付着する筋ではあるが，棘上筋は肩関節外転，棘下筋は肩関節外旋に働く．また**小円筋**と**大円筋**は名称が類似しているが，小円筋は肩関節外旋，大円筋は肩関節内旋に働くことに注意しよう．**肩甲下筋**は唯一，肩甲骨の前面から起こる筋で上腕骨の小結節に付着し，肩関節内旋の作用をもつ．

三角筋 deltoid

1—起始停止

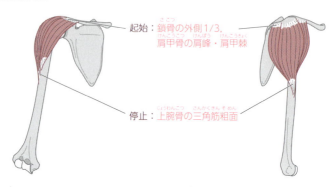

起始：鎖骨の外側1/3，
肩甲骨の肩峰・肩甲棘

停止：上腕骨の三角筋粗面

2—神経支配

腋窩神経（C5・6）

3—作 用

前部：肩関節の屈曲・外転・水平屈曲・内旋

中部：肩関節の外転

後部：肩関節の伸展・外転・水平伸展・外旋

棘上筋 supraspinatus

1—起始停止

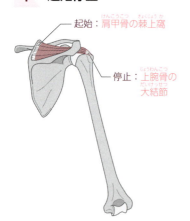

起始：肩甲骨の棘上窩

停止：上腕骨の大結節

2—神経支配

肩甲上神経（C4〜6）

3—作 用

肩関節の外転

棘下筋 infraspinatus

1 — 起始停止

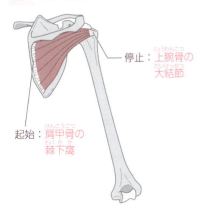

停止：上腕骨の大結節

起始：肩甲骨の棘下窩

2 — 神経支配

肩甲上神経（C4〜6）

3 — 作 用

肩関節の外旋

小円筋 teres minor

1 — 起始停止

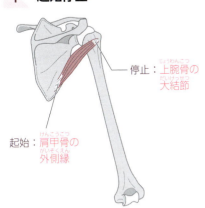

停止：上腕骨の大結節

起始：肩甲骨の外側縁

2 — 神経支配

腋窩神経（C5・6）

3 — 作 用

肩関節の外旋

大円筋(だいえんきん) teres major

1―起始停止

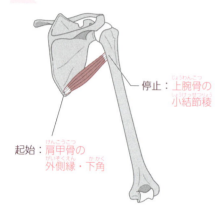

停止：上腕骨の小結節稜

起始：肩甲骨の外側縁・下角

2―神経支配
肩甲下神経（C5〜8）

3―作 用
肩関節の伸展・内転・内旋

肩甲下筋(けんこうかきん) subscapularis

1―起始停止

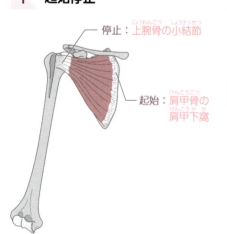

停止：上腕骨の小結節

起始：肩甲骨の肩甲下窩

2―神経支配
肩甲下神経（C5〜8）

3―作 用
肩関節の内旋

上腕の屈筋群

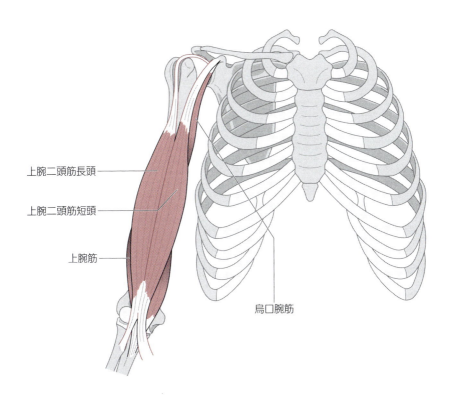

　上腕の屈筋群は**上腕二頭筋長頭・短頭**，**上腕筋**，**烏口腕筋**によって構成され，主に肩関節と肘関節の屈曲に関わっている．

　上腕二頭筋は**長頭**と**短頭**からなる筋で，肘関節を屈曲した際の「力こぶ」の大部分を形成している．長頭は肩甲骨の関節上結節，短頭は烏口突起から起始した後に上腕の下部で合流し，橈骨粗面に停止する．また停止の一部は上腕二頭筋腱膜となり，前腕筋膜に放散している．**上腕筋**は上腕二頭筋の深層に位置する筋で，上腕骨の下部から起こった後に尺骨粗面に付着している．上腕の屈筋群のなかで最も大きく，肘関節の主要な屈筋として働く．**烏口腕筋**は上腕二頭筋短頭とともに烏口突起から起こり，途中で分岐して上腕骨の内側面の中央部に付着している．肩関節の屈曲と内転の作用をもち，筋皮神経（上腕の屈筋群の支配神経）が筋腹を貫いている．

上腕二頭筋（長頭・短頭） biceps brachii (long head・short head)

1 — 起始停止

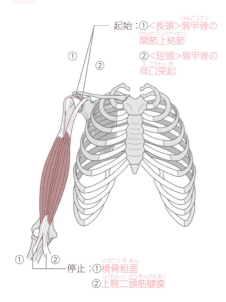

起始：① ＜長頭＞肩甲骨の関節上結節
② ＜短頭＞肩甲骨の烏口突起

停止：① 橈骨粗面
② 上腕二頭筋腱膜

2 — 神経支配

筋皮神経（C5・6）

3 — 作 用

肘関節の屈曲，前腕の回外，肩関節の屈曲
（長頭は肩関節の内転，短頭は肩関節の外転にも働く）

上腕筋 brachialis

1 — 起始停止

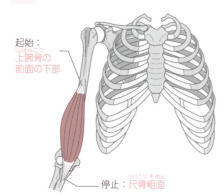

起始：上腕骨の前面の下部

停止：尺骨粗面

2 — 神経支配

筋皮神経（C5・6）
（外側の一部は橈骨神経）

3 — 作 用

肘関節の屈曲

烏口腕筋 coracobrachialis

1―起始停止

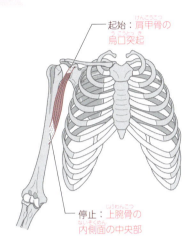

起始：肩甲骨の烏口突起
停止：上腕骨の内側面の中央部

2―神経支配

筋皮神経（C5～7）

3―作用

肩関節の屈曲・内転，肩関節外転90°での水平屈曲

 腕神経叢

　腕神経叢は第5～8頸神経（C5～8）と第1胸神経（T1）の前枝によって構成されており，上肢の筋の大部分に分布している．各神経根は**神経幹，神経束，終枝**を形成しながら下行し，各筋へと枝を出す．

1. **神経幹**：各神経幹はさらに**前部**と**後部**に分かれる．
   ①上神経幹：第5・6頸神経（C5・6）
   ②中神経幹：第7頸神経（C7）
   ③下神経幹：第8頸神経・第1胸神経（C8・T1）
2. **神経束**
   ①外側神経束：上・中神経幹の前部（C5～7）
   ②内側神経束：下神経幹の前部（C8・T1）
   ③後神経束：上・中・下神経幹の後部（C5～8・T1）

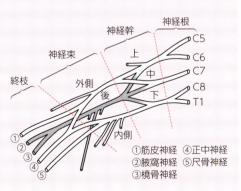

1—上肢編

上腕の伸筋群

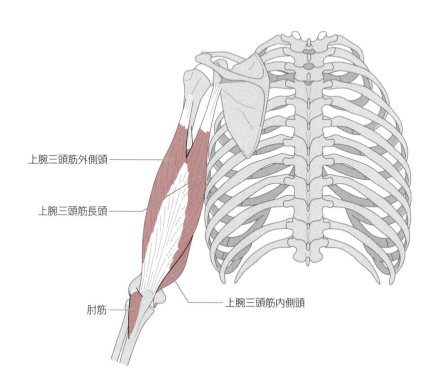

上腕の伸筋群は**上腕三頭筋**と**肘筋**から構成されている．いずれの筋も肘関節の伸展の作用をもち，橈骨神経によって支配されている．

上腕三頭筋はその名称の通り，**長頭**，**外側頭**，**内側頭**の3つの筋頭からなる．

それぞれの筋頭は異なる部位から起こった後に上腕骨後面の停止腱に移行し，尺骨の肘頭に付着している．上腕三頭筋の長頭は肩甲骨の関節下結節から起始する筋で，3つのなかで唯一の二関節筋（2つ以上の関節をまたぐ筋）である．そのため，肘関節伸展に加えて肩関節を伸展させる作用をもつ．

上腕三頭筋の内側頭と外側頭はいずれも上腕骨後面から起始する筋で，橈骨神経溝の内側下方から起こる筋が内側頭，外側上方から起こる筋が外側頭である．また，**肘筋**は外側上顆に付着する小さな筋で，内側頭の一部が分離したものだと考えられている．

上腕三頭筋（長頭・外側頭・内側頭） triceps brachii (long head・lateral head・medial head)

1 — 起始停止

起始：① ＜長頭＞肩甲骨の関節下結節
② ＜外側頭＞上腕骨後面の橈骨神経溝の外側上方
③ ＜内側頭＞上腕骨後面の橈骨神経溝の内側下方

停止：尺骨の肘頭

2 — 神経支配

橈骨神経（C6〜8）

3 — 作 用

肘関節の伸展
（長頭のみ肩関節の伸展・内転にも働く）

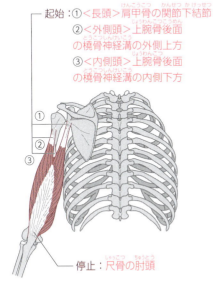

肘筋 anconeus

1 — 起始停止

起始：上腕骨の外側上顆

停止：尺骨の肘頭

2 — 神経支配

橈骨神経（C6〜8）

3 — 作 用

肘関節の伸展

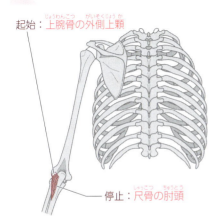

上腕の伸筋群

1―上肢編

前腕の屈筋群（浅層）

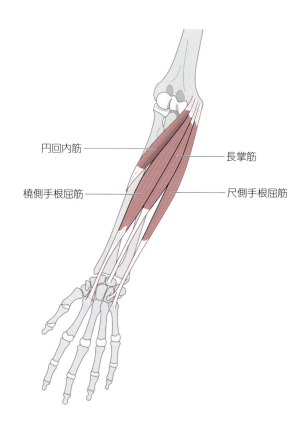

　前腕の屈筋群は**浅層・中間層・深層**の3つの層から構成されており，浅層は**円回内筋，橈側手根屈筋，長掌筋，尺側手根屈筋**の4つの筋からなる．
　円回内筋は浅層の筋のなかで最も橈側に位置し，**上腕頭**と**尺骨頭**の2部に分かれる．両頭の間は正中神経が通過しており，この部位で起こる絞扼症状を**円回内筋症候群**という．円回内筋のすぐ尺側には**橈側手根屈筋**が走行しており，第2中手骨の底に付着している．橈側手根屈筋は手関節の掌屈・橈屈に加え，前腕の回内にも関与している．浅層の筋のうち，最も尺側に位置しているのが**尺側手根屈筋**である．尺側手根屈筋も円回内筋と同様に**上腕頭**と**尺骨頭**から構成されており，両頭の間を尺骨神経が通過している．**長掌筋**は尺側手根屈筋と橈側手根屈筋の間を走行する筋で，日本人では約4％で欠損している．

円回内筋 pronator teres

1—起始停止

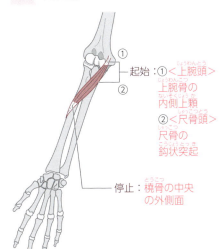

起始：①＜上腕頭＞
上腕骨の
内側上顆
②＜尺骨頭＞
尺骨の
鉤状突起

停止：橈骨の中央
の外側面

2—神経支配

正中神経 (C6)

3—作 用

前腕の回内，肘関節の屈曲

橈側手根屈筋 flexor carpi radialis

1—起始停止

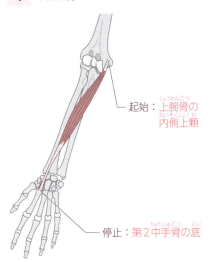

起始：上腕骨の
内側上顆

停止：第2中手骨の底

2—神経支配

正中神経 (C6〜8)

3—作 用

手関節の掌屈・橈屈，前腕の回内

前腕の屈筋群（浅層）

長掌筋 palmaris longus

1―起始停止

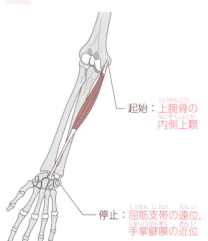

起始：上腕骨の内側上顆

停止：屈筋支帯の遠位，手掌腱膜の近位

2―神経支配

正中神経（C8・T1）

3―作 用

手関節の掌屈，手掌腱膜の緊張，肘関節の屈曲

尺側手根屈筋 flexor carpi ulnaris

1―起始停止

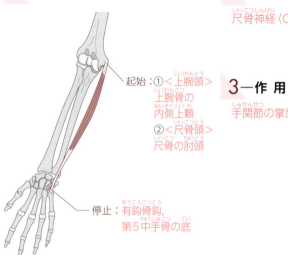

起始：①＜上腕頭＞上腕骨の内側上顆　②＜尺骨頭＞尺骨の肘頭

停止：有鉤骨鉤，第5中手骨の底

2―神経支配

尺骨神経（C7〜T1）

3―作 用

手関節の掌屈・尺屈

前腕の屈筋群（中間層）

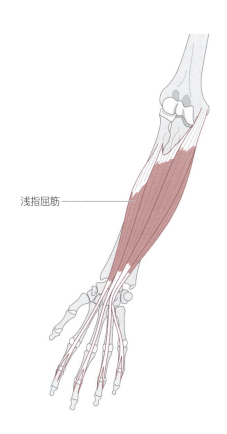

浅指屈筋

　前腕の屈筋群の中間層には，**浅指屈筋**が位置している．浅指屈筋は肘関節を構成するすべての骨から起始しており，橈骨から起こる部位を**橈骨頭**，上腕骨と尺骨から起こる部位を**上腕尺骨頭**という．浅指屈筋は前腕の遠位部で4本の停止腱となって第2〜5指へと向かい，基節骨の高さで二股に分かれた後に中節骨の底に付着している（二股に分かれた間は深指屈筋の腱が通過する）．

● 浅指屈筋 flexor digitorum superficialis

1 — 起始停止

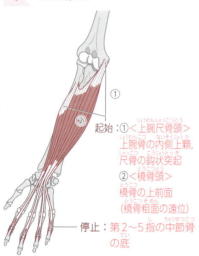

起始：① <上腕尺骨頭>
上腕骨の内側上顆，
尺骨の鉤状突起
② <橈骨頭>
橈骨の上前面
(橈骨粗面の遠位)

停止：第2〜5指の中節骨
の底

2 — 神経支配

正中神経 (C7〜T1)

3 — 作 用

第2〜5指のMP・PIP関節の屈曲，手関節の掌屈，肘関節の屈曲

 肘部管症候群

　尺骨神経は肘関節の内側の領域で**肘部管**という狭いトンネル状の部位を通過しており，この領域で起こる絞扼性神経障害は**肘部管症候群**と呼ばれている．肘部管の下面と上面はそれぞれ，以下の構造物によって形成されている．

- **下面**：尺骨神経溝（尺骨の内側上顆の後面の溝）
- **上面の近位**：滑車上肘靱帯※（破格例として滑車上肘筋※が存在する場合もある）
- **上面の遠位**：Osborn（オズボーン）バンド※（尺側手根屈筋の上腕頭と尺骨頭の間を連結する筋膜）

※解剖学用語ではなく，整形外科領域の用語として扱われる．

肘部管（右の肘関節を内側より観察）

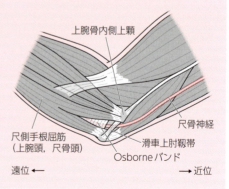

上腕骨内側上顆
尺骨神経
尺側手根屈筋
（上腕頭，尺骨頭）
滑車上肘靱帯
Osborneバンド
遠位 ←　　　→ 近位

前腕の屈筋群（深層）

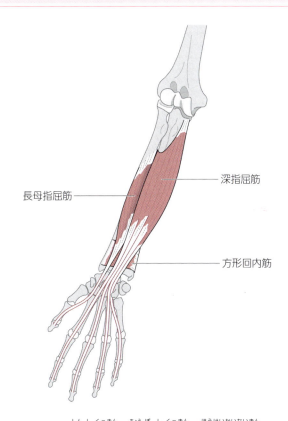

深指屈筋

長母指屈筋

方形回内筋

　前腕の屈筋群の深層は**深指屈筋**，**長母指屈筋**，**方形回内筋**の3つの筋からなる（文献によっては方形回内筋を「最深層の筋」とする場合もあるが，本書では深層の筋として扱う）．

　深指屈筋は主に尺骨の前面から起始する筋で，前腕の遠位部で4本の停止腱となる．各停止腱は第2～5指へと向かった後に，二股に分かれた浅指屈筋の間を通過して末節骨に停止している．深指屈筋は第2～5指のDIP関節を屈曲させる唯一の筋で，同時にPIP関節とMP関節の屈曲，手関節の掌屈にも関わる．**長母指屈筋**は主に橈骨の前面から起始する筋で，母指球を通過した後に母指の末節骨に停止している．**方形回内筋**は前腕遠位部に位置する四角形の薄い筋で，尺骨から起始した後に橈骨に停止している．屈筋群の浅層にある円回内筋や橈側手根屈筋とともに，前腕を回内させる働きをもつ．

深指屈筋 flexor digitorum profundus

1—起始停止

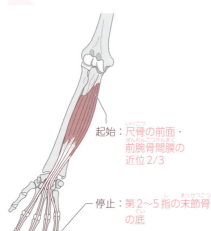

起始：尺骨の前面・前腕骨間膜の近位2/3

停止：第2〜5指の末節骨の底

2—神経支配

橈側部（第2・3指）：
正中神経（C7〜T1）
尺側部（第4・5指）：
尺骨神経（C7〜T1）

3—作用

第2〜5指のDIP・PIP・MP関節の屈曲，手関節の掌屈

長母指屈筋 flexor pollicis longus

1—起始停止

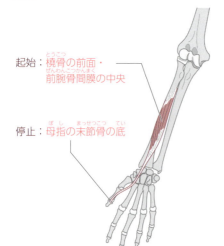

起始：橈骨の前面・前腕骨間膜の中央

停止：母指の末節骨の底

2—神経支配

正中神経（C6〜8）

3—作用

母指のIP・MP関節の屈曲，手関節の掌屈・橈屈，母指のCM関節の対立

方形回内筋 pronator quadratus

1 ― 起始停止

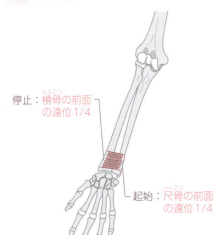

停止：橈骨の前面の遠位 1/4

起始：尺骨の前面の遠位 1/4

2 ― 神経支配

正中神経（C8・T1）

3 ― 作用

前腕の回内

手根と手指の関節

1. **橈骨手根関節**：橈骨と3つの手根骨（舟状骨，月状骨，三角骨），下橈尺関節の関節円板の間に形成される**楕円関節**．
2. **手根間関節**：各手根骨の間に形成される**平面関節**．また，手根骨の近位列と遠位列の間の関節は**手根中央関節**と呼ばれる．
3. **手根中手関節**：手根骨の遠位列と中手骨の底によって形成される**平面関節**．**CM関節** (carpometacarpal joint) とも呼ばれる．
4. **中手指節関節**：中手骨の頭と基節骨の底によって形成される**顆状関節**．**MP関節** (metacarpophalangeal joint) とも呼ばれる．
5. **近位指節間関節**：基節骨の頭と中節骨の底によって形成される**蝶番関節**．**PIP関節** (proximal interphalangeal joint) とも呼ばれる．
6. **遠位指節間関節**：中節骨の頭と末節骨の底によって形成される**蝶番関節**．**DIP関節** (distal interphalangeal joint) とも呼ばれる．

遠位指節間関節
近位指節間関節
中手指節関節
手根間関節
手根中手関節
橈骨手根関節

前腕の伸筋群（浅層）

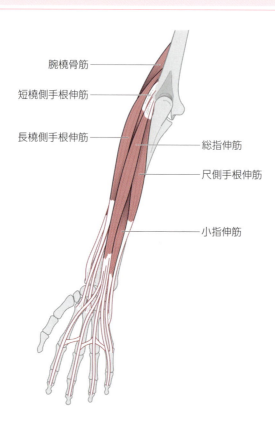

　前腕の伸筋群は浅層と深層の2層に分かれ，その大部分は上腕骨の外側上顆から起始している（前腕の屈筋群では逆に，内側上顆から起始するものが多い）．伸筋群の浅層は**腕橈骨筋**，**長橈側手根伸筋**，**短橈側手根伸筋**，**総指伸筋**，**小指伸筋**，**尺側手根伸筋**の6つの筋から構成されている．

　腕橈骨筋と**長橈側手根伸筋**は上腕骨の外側顆上稜（外側上顆の上方の部位）から起こる筋で，外側上顆から起こる**短橈側手根伸筋**とともに肘関節の屈曲にも関わっている．**総指伸筋**と**小指伸筋**は外側上顆から共通頭として起こる筋で，深層の示指伸筋とともに第2〜5指を伸展させる働きをもつ（第2〜5指の屈筋とは名称・形状が大きく異なることに注意）．**尺側手根伸筋**は上腕頭と尺骨頭の2つの筋頭が合流して形成される筋で，浅層の筋のなかで最も尺側を走行している．

腕橈骨筋 brachioradialis

1―起始停止

起始：上腕骨の外側顆上稜の近位，
外側上腕筋間中隔

停止：橈骨の茎状突起

2―神経支配
橈骨神経（C5～7）

3―作用
肘関節の屈曲，前腕の回内・回外
（中間位に戻す）

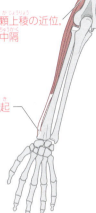

長橈側手根伸筋 extensor carpi radialis longus

1―起始停止

起始：上腕骨の外側顆上稜の遠位，
外側上腕筋間中隔

停止：第2中手骨の底

2―神経支配
橈骨神経（C5～7）

3―作用
手関節の背屈・橈屈，肘関節の屈曲

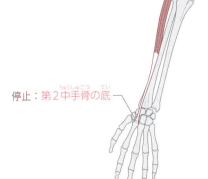

● 短橈側手根伸筋 extensor carpi radialis brevis

1— 起始停止

起始：上腕骨の外側上顆

停止：第3中手骨の底

2— 神経支配

橈骨神経 (C5〜7)

3— 作 用

手関節の背屈・橈屈，肘関節の屈曲

● 総指伸筋 extensor digitorum

1— 起始停止

起始：上腕骨の外側上顆

停止：第2〜5指の指背腱膜

2— 神経支配

橈骨神経 (C6〜8)

3— 作 用

第2〜5指のDIP・PIP・MP関節の伸展，手関節の背屈

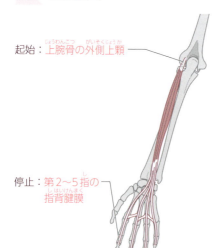

● 小指伸筋 extensor digiti minimi

1―起始停止

起始：上腕骨の外側上顆

停止：小指の指背腱膜

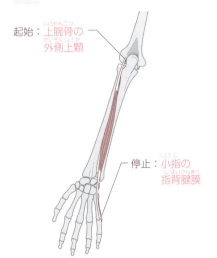

2―神経支配

橈骨神経（C6〜8）

3―作 用

小指のDIP・PIP・MP関節の伸展,手関節の背屈

● 尺側手根伸筋 extensor carpi ulnaris

1―起始停止

起始：①＜上腕頭＞
上腕骨の外側上顆
②＜尺骨頭＞
尺骨の後面

停止：第5中手骨の底

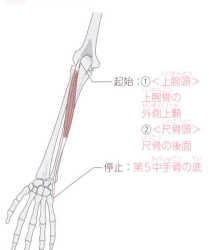

2―神経支配

橈骨神経（C6〜8）

3―作 用

手関節の背屈・尺屈

前腕の伸筋群（浅層）

前腕の伸筋群（深層）

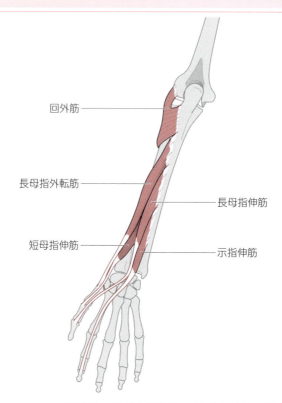

　前腕の伸筋群の深層は**回外筋**，**長母指外転筋**，**短母指伸筋**，**長母指伸筋**，**示指伸筋**の5つの筋から構成されている．

　回外筋は橈骨と尺骨の近位部に巻きつくように走行するシート状の筋で，上腕二頭筋とともに前腕の回外の作用をもつ．回外筋の筋腹は橈骨神経の深枝によって貫かれており，この部位は臨床上，Frohse（フロセ）のアーケードと呼ばれる．

　長母指外転筋，**短母指伸筋**，**長母指伸筋**は前腕の骨や前腕骨間膜から起始する筋で，いずれも母指の運動に関わっている．また，この3つの筋の停止腱は手背の近位部に**解剖学的嗅ぎタバコ入れ**（タバチエールとも呼ばれる）を形成する（この部位では橈骨動脈の拍動をふれることができるので，確認してみるとよい）．**示指伸筋**は前腕の伸筋群の浅層に位置する総指伸筋とともに，第2指（示指）を伸展させる働きをもつ．

回外筋 supinator

1 — 起始停止

起始：上腕骨の外側上顆，
　　　外側側副靱帯，
　　　橈骨の輪状靱帯，
　　　尺骨の回外筋稜

停止：橈骨の外側面
　　　の近位

2 — 神経支配

橈骨神経（C5・6）

3 — 作 用

前腕の回外

長母指外転筋 abductor pollicis longus

1 — 起始停止

起始：橈骨・尺骨・前腕骨間膜
　　　の後面の近位

停止：母指の
　　　中手骨の底

2 — 神経支配

橈骨神経（C6〜8）

3 — 作 用

母指のCM関節の外転，手関節の橈屈

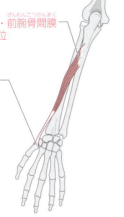

前腕の伸筋群（深層）

短母指伸筋 extensor pollicis brevis

1 ― 起始停止

起始：橈骨・前腕骨間膜の後面の遠位

停止：母指の基節骨の底

2 ― 神経支配

橈骨神経（C6〜8）

3 ― 作 用

母指のMP関節の伸展・CM関節の外転

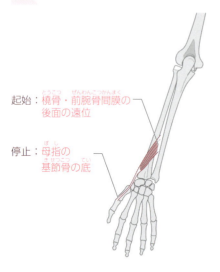

長母指伸筋 extensor pollicis longus

1 ― 起始停止

起始：尺骨・前腕骨間膜の後面の中央

停止：母指の末節骨の底

2 ― 神経支配

橈骨神経（C6〜8）

3 ― 作 用

母指のIP・MP関節の伸展，手関節の背屈・橈屈

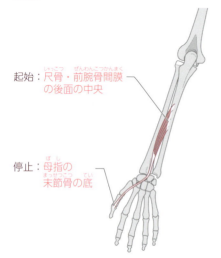

示指伸筋 extensor indicis

1―起始停止

起始：尺骨・前腕骨間膜の後面の遠位

停止：示指の指背腱膜

2―神経支配

橈骨神経（C6〜8）

3―作 用

示指のMP・PIP・DIP関節の伸展，手関節の背屈

 テノデーシス アクション（tenodesis action）

図Aのように手関節掌屈・手指伸展位から，手関節を自動的に背屈させてみよう．すると手関節の背屈に伴い，図Cのような手指の他動的な屈曲が起こる．この他動的な屈曲には，手の外在筋の**テノデーシスアクション（腱固定作用）**が関与している．

手の筋は前腕から起始する**外在筋**と，手から起始する**内在筋**に区分される．屈筋群の外在筋である**深指屈筋**は，手関節の掌屈と第2〜5指の屈曲の作用をもつ．そのため，手関節が背屈することによって筋全体が伸張し，手指の他動的な屈曲も同時に起こる．またこの作用は，脊髄損傷患者が物品を把持する際にも応用される（手関節の背屈によって，手指の屈筋の張力を増加させることができるため）．

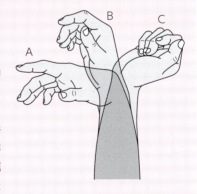

手掌の筋 母指球筋

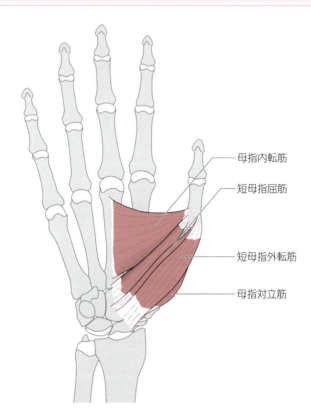

　手掌の母指のつけ根の膨らみは**母指球**と呼ばれ，4つの**母指球筋**によって形成されている．母指球筋は**短母指外転筋**，**母指対立筋**，**短母指屈筋**，**母指内転筋**からなり，いずれも母指の運動に関わっている．

　短母指外転筋はCM関節の外転とMP関節の屈曲に働く筋で，母指球の最表層に位置している．短母指外転筋は母指球筋の中で唯一，他の筋とは癒合していない（他の3つの筋は癒合している）．**母指対立筋**は短母指外転筋の深層を走行する筋で，CM関節を前内方に動かすことによって母指を対立（母指と他の指の先端を合わせる運動）させる作用をもつ．**短母指屈筋**は母指の対立とMP関節の屈曲に関わる筋で，**浅頭**と**深頭**の2頭に分かれている．また，両頭の間を長母指屈筋の腱が通過している．**母指内転筋**は**横頭**と**斜頭**からなる筋で，CM関節の内転とMP関節の屈曲に働く．

● 短母指外転筋 abductor pollicis brevis

1 — 起始停止

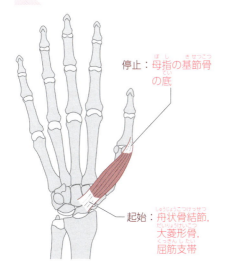

停止：母指の基節骨の底

起始：舟状骨結節, 大菱形骨, 屈筋支帯

2 — 神経支配

正中神経（C6・7）

3 — 作 用

母指のCM関節の外転, 母指のMP関節の屈曲

● 母指対立筋 opponens pollicis

1 — 起始停止

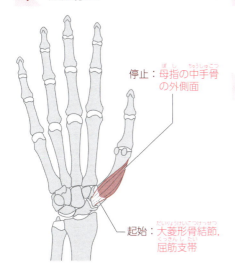

停止：母指の中手骨の外側面

起始：大菱形骨結節, 屈筋支帯

2 — 神経支配

正中神経（C6・7）

3 — 作 用

母指のCM関節の対立

短母指屈筋 flexor pollicis brevis

1—起始停止

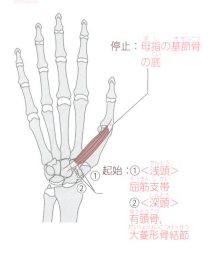

停止：母指の基節骨の底

起始：①＜浅頭＞
屈筋支帯
②＜深頭＞
有頭骨,
大菱形骨結節

2—神経支配

浅頭：正中神経（C6・7）
深頭：尺骨神経（C8・T1）

3—作用

母指のCM関節の対立，母指のMP関節の屈曲

母指内転筋 adductor pollicis

1—起始停止

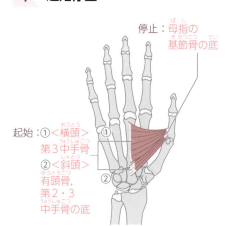

停止：母指の基節骨の底

起始：①＜横頭＞
第3中手骨
②＜斜頭＞
有頭骨，第2・3中手骨の底

2—神経支配

尺骨神経（C8・T1）

3—作用

母指のCM関節の内転，母指のMP関節の屈曲

手掌の筋 小指球筋

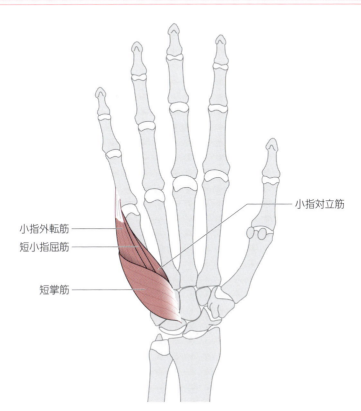

　手掌の小指のつけ根の膨らみは**小指球**と呼ばれ，4つの**小指球筋**によって形成されている．小指球筋は**短掌筋**，**小指外転筋**，**短小指屈筋**，**小指対立筋**からなり，短掌筋以外の3つの筋は小指の運動に関わっている．

　小指外転筋は小指球の最も尺側に位置している筋で，小指のMP関節の屈曲と外転に加えてDIP・PIP関節を伸展させる作用をもつ．**短小指屈筋**は小指のMP関節を屈曲させる筋で，小指外転筋のすぐ橈側に位置している（小指外転筋と短小指屈筋の筋腹は癒合している）．**小指対立筋**は短小指屈筋の深層に位置する筋で，小指の対立運動に関わっている（小指外転筋・短小指屈筋とは異なり，筋腹は独立している）．**短掌筋**は小指球の皮下にある薄い皮筋（皮膚に付着する筋）で，小指球の皮膚を緊張させる作用をもつ（補助的に手指屈曲に働くと考えられている）．

● 短掌筋 palmaris brevis

1 — 起始停止

2 — 神経支配
尺骨神経（C8・T1）

3 — 作 用
小指球の皮膚を緊張させる

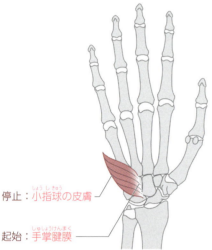

停止：小指球の皮膚
起始：手掌腱膜

● 小指外転筋 abductor digiti minimi

1 — 起始停止

2 — 神経支配
尺骨神経（C8・T1）

3 — 作 用
小指のMP関節の屈曲・外転，DIP・PIP関節の伸展

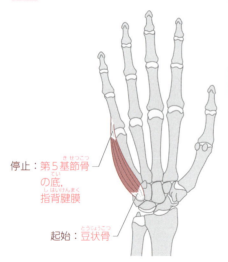

停止：第5基節骨の底，指背腱膜
起始：豆状骨

短小指屈筋 flexor digiti minimi brevis

1―起始停止

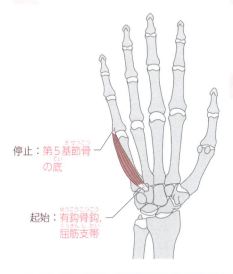

停止：第5基節骨の底
起始：有鈎骨鈎, 屈筋支帯

2―神経支配
尺骨神経（C8・T1）

3―作 用
小指のMP関節の屈曲

小指対立筋 opponens digiti minimi

1―起始停止

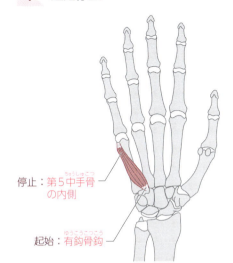

停止：第5中手骨の内側
起始：有鈎骨鈎

2―神経支配
尺骨神経（C8・T1）

3―作 用
小指のCM関節の掌屈・対立

手掌の筋 中手筋

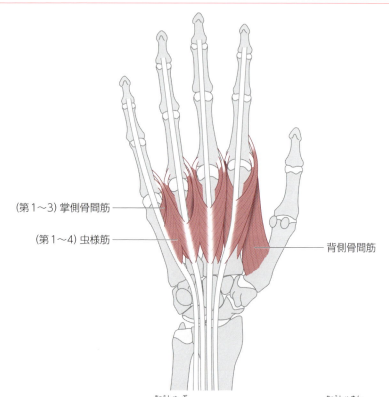

(第1〜3) 掌側骨間筋
(第1〜4) 虫様筋
背側骨間筋

　母指球と小指球の間の領域は**中手部**と呼ばれ，3種類11個の**中手筋**によって構成されている．

　虫様筋は4個の細長い形状をした筋で，深指屈筋の腱から起始した後に第2〜5指の指背腱膜に停止している．第2〜5指のMP関節の屈曲，PIP・DIP関節の伸展に関わっており，**尺側部**は尺骨神経，**橈側部**は正中神経によってそれぞれ支配されている．

　掌側骨間筋は第2・4・5指の中手骨から起こった後に同じ指の指背腱膜・中手骨の底に付着する3個の筋で，付着する指を内転（中指に近づける動き）させるとともに虫様筋の補助（MP関節の屈曲とPIP・DIP関節の伸展）として働く．**背側骨間筋**は第2〜5中手骨から起こった後に第2〜4指の指背腱膜・中手骨の底に付着する4つの筋で，付着する指の外転（中指から離す動き）に加え，掌側骨間筋と同様に虫様筋の補助を行う．

（第1～4）虫様筋 lumbrical

1―起始停止

停止：第2～5指の
　　　指背腱膜の外側

起始：①＜第1・2虫様筋＞
　　　第2・3指の
　　　深指屈筋の腱
　　　②＜第3・4虫様筋＞
　　　第3～5指の
　　　深指屈筋の腱

2―神経支配

第1・2虫様筋：
正中神経（C8・T1）
第3・4虫様筋：
尺骨神経（C8・T1）

3―作 用

第2～5指のMP関節の屈曲，PIP・DIP関節の伸展

（第1～3）掌側骨間筋 palmar interossei

1―起始停止

停止：第2・4・5指
　　　の基節骨の底，
　　　指背腱膜

起始：第2・4・5指
　　　の中手骨の掌側面

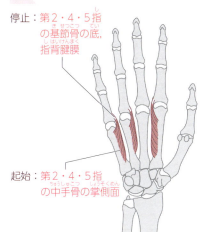

2―神経支配

尺骨神経（C8・T1）

3―作 用

第2・4・5指のMP関節の内転・屈曲，PIP・DIP関節の伸展

手掌の筋 中手筋　41

（第1〜4）背側骨間筋 dorsal interossei

1―起始停止

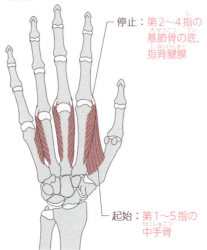

停止：第2〜4指の基節骨の底，指背腱膜

起始：第1〜5指の中手骨

2―神経支配

尺骨神経（C8・T1）

3―作 用

第2〜4指のMP関節の外転・屈曲，PIP・DIP関節の伸展

 三角線維軟骨複合体

　尺骨と月状骨・三角骨のあいだの領域には関節構造ではなく，**三角線維軟骨複合体（triangular fibrocartilage complex；TFCC）**が存在している．三角線維軟骨複合体は**関節円板（三角線維軟骨），内側手根側副靱帯，掌側尺骨手根靱帯**などの軟部組織によって形成されるハンモック様構造で，主に以下の機能を有している．

① 下橈尺関節の安定性
② 橈骨手根関節の尺側の支持性
③ 尺側への力の伝達
④ 手根骨・尺骨のあいだの負荷の均等化

　また三角線維軟骨複合体は転倒や過度の前腕回内によって損傷することがあり，なかなか改善しない手関節尺側の疼痛や前腕回内位で尺骨頭の背側偏位（piano key sign）などの所見がみられる．

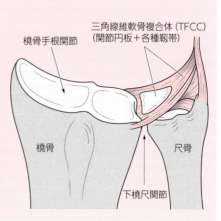

橈骨手根関節　三角線維軟骨複合体（TFCC）（関節円板＋各種靱帯）

橈骨　　尺骨

下橈尺関節

2─下肢編

大腿前面の筋

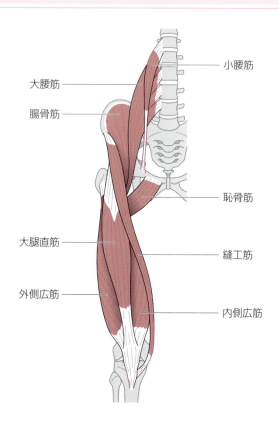

　大腿前面の筋は，主に股関節の屈曲と膝関節の伸展に関わる筋によって構成されている．

　腸腰筋は主に**腸骨筋**と**大腰筋**によって構成される筋で，強力な股関節の屈筋として働く．また，大腰筋の近位部前面に**小腰筋**が存在することがあるが，日本人の約60％では欠損している．**恥骨筋**は股関節の屈曲に加えて内転の作用を有しており，大腿神経に加えて閉鎖神経からも支配枝を受けることもある．

　大腿の伸展には**大腿四頭筋**が主に関わっている．大腿四頭筋は**大腿直筋・外側広筋・内側広筋・中間広筋**から構成されており，大腿直筋のみが膝関節の伸展に加えて股関節の屈曲にも働く．内側広筋の深層には**膝関節筋**が位置しており，膝関節包を挙上させる作用をもつ．**縫工筋**は大腿の前面を斜めに走行する筋で，停止部は半腱様筋・薄筋とともに**鵞足**を形成している．

腸骨筋 iliacus

1—起始停止

起始：腸骨窩

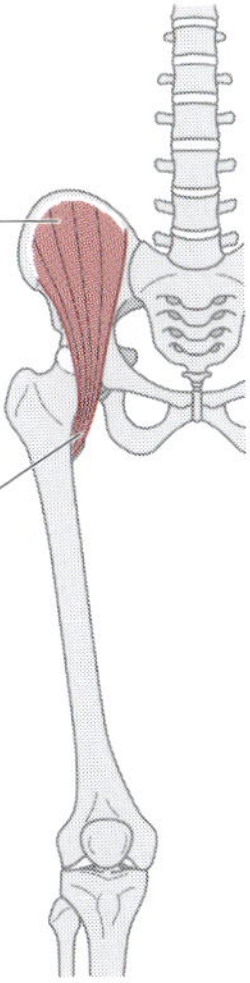

停止：大腿骨の小転子，
大腰筋の腱

2—神経支配

大腿神経 (L2・3)

3—作 用

股関節の屈曲・外旋

大腰筋 psoas major

1—起始停止

起始：第12胸椎〜第5腰椎
の椎体・椎間円板，
全腰椎の肋骨突起

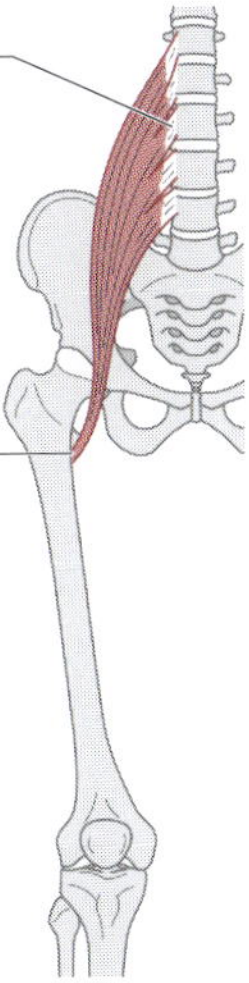

停止：大腿骨の小転子

2—神経支配

腰神経叢の枝 (L2・3)

3—作 用

股関節の屈曲

大腿前面の筋　45

小腰筋 psoas minor

1―起始停止

起始：第12胸椎〜第1腰椎の椎体・椎間円板

停止：腸恥隆起

2―神経支配

腰神経叢の枝（L1・2）

3―作用

腰椎の軽度屈曲

恥骨筋 pectineus

1―起始停止

起始：恥骨櫛

停止：大腿骨の恥骨筋線，小転子の下方

2―神経支配

大腿神経（L2〜4）
（閉鎖神経からも枝を受けることがある）

3―作用

股関節の屈曲・内転

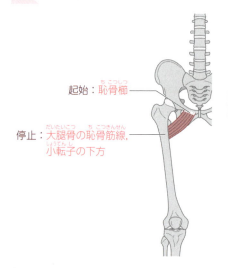

縫工筋 sartorius

1―起始停止

起始：腸骨の上前腸骨棘

停止：脛骨粗面の内側
（鵞足に加わる）

2―神経支配

大腿神経（L2〜4）

3―作 用

股関節の屈曲・外転・外旋，膝関節の屈曲

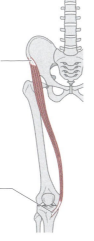

大腿直筋 rectus femoris

1―起始停止

起始：腸骨の下前腸骨棘，寛骨臼の上縁

停止：脛骨粗面

2―神経支配

大腿神経（L2〜4）

3―作 用

股関節の屈曲，膝関節の伸展

外側広筋 vastus lateralis

1 — 起始停止

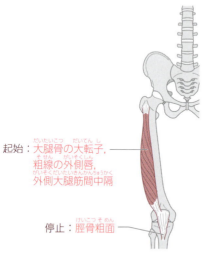

起始：大腿骨の大転子，
粗線の外側唇，
外側大腿筋間中隔

停止：脛骨粗面

2 — 神経支配

大腿神経 (L2〜4)

3 — 作 用

膝関節の伸展

内側広筋 vastus medialis

1 — 起始停止

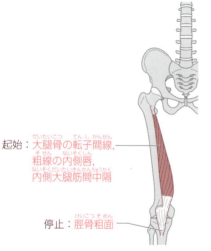

起始：大腿骨の転子間線，
粗線の内側唇，
内側大腿筋間中隔

停止：脛骨粗面

2 — 神経支配

大腿神経 (L2〜4)

3 — 作 用

膝関節の伸展

中間広筋 vastus intermedius

1―起始停止

起始：大腿骨体の前面・外側面

停止：脛骨粗面

2―神経支配
大腿神経 (L2〜4)

3―作 用
膝関節の伸展

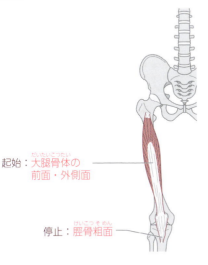

膝関節筋 articularis genus

1―起始停止

起始：大腿骨体の前面の下部

停止：膝関節包の膝蓋上包

2―神経支配
大腿神経 (L2〜4)

3―作 用
膝関節包の挙上

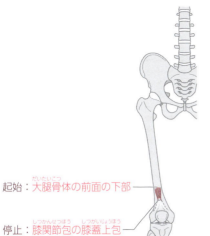

大腿前面の筋　49

2—下肢編

大腿内側の筋

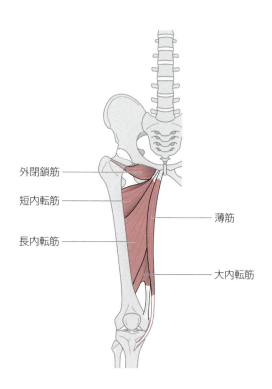

外閉鎖筋
短内転筋
長内転筋
薄筋
大内転筋

　大腿内側の筋は**長内転筋・短内転筋・大内転筋・薄筋・外閉鎖筋**によって構成されている．いずれも股関節の内転の作用をもち，主に閉鎖神経によって支配されている．

　長内転筋と**短内転筋**はいずれも恥骨の前方部から起始しており，股関節の内転に加えて屈曲の作用も有している．**大内転筋**は長・短内転筋の深層に位置する筋で，3つの内転筋のなかで最も大きい．主に坐骨の後方部から起始しているため，股関節の内転に加えて伸展にも働く．また大内転筋の一部は，閉鎖神経に加えて脛骨神経の支配枝も受けている．**薄筋**は大腿の内側を下行する薄い形状の筋で，その停止部は半腱様筋・縫工筋とともに**鵞足**を形成する．**外閉鎖筋**は大腿内側の筋に属するが，梨状筋・内閉鎖筋・上双子筋・下双子筋・大腿方形筋とともに臨床上，**深層外旋六筋**とも呼ばれる．

50

長内転筋 adductor longus

1―起始停止

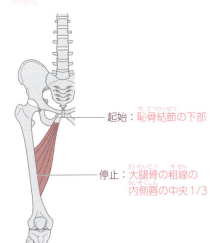

起始：恥骨結節の下部

停止：大腿骨の粗線の内側唇の中央1/3

2―神経支配

閉鎖神経（L2〜4）

3―作 用

股関節の内転・屈曲

短内転筋 adductor brevis

1―起始停止

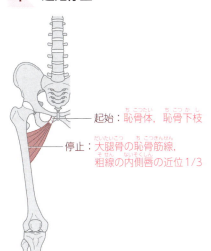

起始：恥骨体，恥骨下枝

停止：大腿骨の恥骨筋線，粗線の内側唇の近位1/3

2―神経支配

閉鎖神経（L2〜4）

3―作 用

股関節の内転・屈曲

大内転筋 adductor magnus

1 — 起始停止

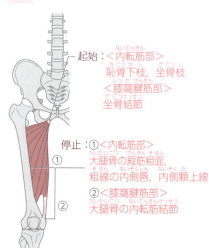

起始：＜内転筋部＞
恥骨下枝，坐骨枝
＜膝窩腱筋部＞
坐骨結節

停止：①＜内転筋部＞
大腿骨の殿筋粗面，
粗線の内側唇，内側顆上線
②＜膝窩腱筋部＞
大腿骨の内転筋結節

2 — 神経支配

内転筋部：
閉鎖神経 (L2〜4)

膝窩腱筋部：
脛骨神経 (L4)

3 — 作 用

股関節の内転・伸展

薄筋 gracilis

1 — 起始停止

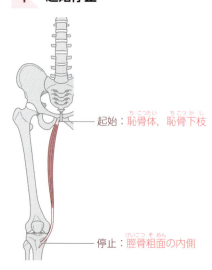

起始：恥骨体，恥骨下枝

停止：脛骨粗面の内側

2 — 神経支配

閉鎖神経 (L2〜4)

3 — 作 用

股関節の内転，膝関節の屈曲・内旋

外閉鎖筋 obturator externus

1 ― 起始停止

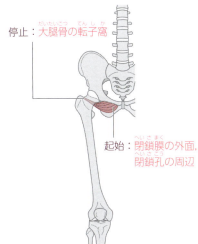

停止：大腿骨の転子窩

起始：閉鎖膜の外面，閉鎖孔の周辺

2 ― 神経支配

閉鎖神経（L2〜4）

3 ― 作 用

股関節の内転・外旋

 下肢アライメントの指標

下肢アライメントの評価の際には，以下の3つの指標が用いられる．

①**大腿脛骨角（femaratibial angle；FTA）**：
大腿骨と脛骨の長軸が形成する角度．正常では男性が178°，女性が176°といずれも軽度の外反を呈する．また，内反型の変形性膝関節症患者ではFTAは180°を超える．

②**Mikulicz（ミクリッツ）線**：
大腿骨頭と足関節の中心を結んだ線．正常では膝関節のほぼ中央を通過しており，下肢機能軸とも呼ばれる．

③**Q角（Q-angle）**：
上前腸骨棘と膝蓋骨の中央を結ぶ線と，膝蓋骨の中央と脛骨粗面を結ぶ線が形成する角度．正常では約15°であるが内反膝では減少，外反膝では増加する．

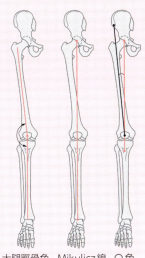

大腿脛骨角　Mikulicz線　Q角

大腿内側の筋

殿部の筋（浅層）

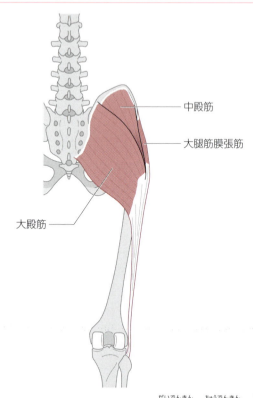

殿部の筋は浅層と深層に区分され，浅層は**大殿筋・中殿筋・小殿筋・大腿筋膜張筋**によって構成されている．

大殿筋は最表層に位置する強大な筋で，殿部の丸い膨らみを形成している．骨盤後面の広い領域（腸骨・仙骨・尾骨・仙結節靱帯など）から起こった後に下行し，腸脛靱帯と大腿骨の殿筋粗面に付着している．股関節の伸展・外旋の作用を有しており，殿部浅層の筋のなかで唯一，下殿神経によって支配されている．

中殿筋は骨盤の外側を覆う扇状の筋で，大腿骨の大転子に付着している．その深層には一回り小さい形状の**小殿筋**が位置しており，いずれも股関節の外転・内旋の作用に関わっている．**大腿筋膜張筋**は中殿筋の前方にある筋で，股関節を屈曲・外転・内旋させる働きをもつ．中殿筋・小殿筋・大腿筋膜張筋はいずれも上殿神経によって支配されている．

大殿筋 gluteus maximus

1 — 起始停止

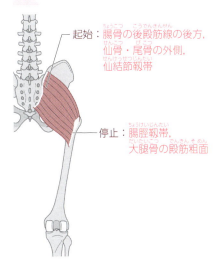

起始：腸骨の後殿筋線の後方，仙骨・尾骨の外側，仙結節靱帯

停止：腸脛靱帯，大腿骨の殿筋粗面

2 — 神経支配

下殿神経 (L5〜S2)

3 — 作用

股関節の伸展・外旋

中殿筋 gluteus medius

1 — 起始停止

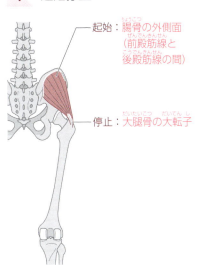

起始：腸骨の外側面（前殿筋線と後殿筋線の間）

停止：大腿骨の大転子

2 — 神経支配

上殿神経 (L4〜S1)

3 — 作用

股関節の外転，内旋

殿部の筋（浅層）

小殿筋 gluteus minimus

1 — 起始停止

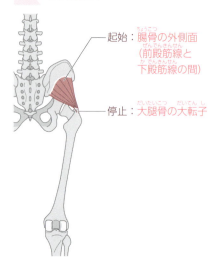

起始：腸骨の外側面
　　　（前殿筋線と
　　　下殿筋線の間）

停止：大腿骨の大転子

2 — 神経支配

上殿神経 (L4〜S1)

3 — 作 用

股関節の外転，内旋

大腿筋膜張筋 tensor fasciae latae

1 — 起始停止

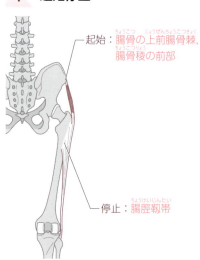

起始：腸骨の上前腸骨棘，
　　　腸骨稜の前部

停止：腸脛靱帯

2 — 神経支配

上殿神経 (L4〜S1)

3 — 作 用

股関節の屈曲，外転，内旋

殿部の筋（深層）

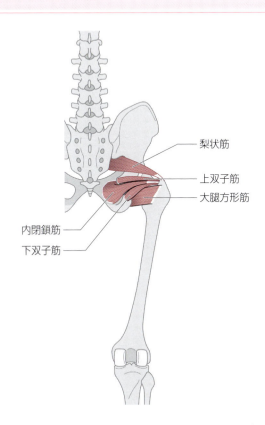

　殿部深層の筋は**梨状筋**・**内閉鎖筋**・**上双子筋**・**下双子筋**・**大腿方形筋**の5つによって構成されている．また，臨床現場ではこれらに大腿内側にある外閉鎖筋を加え，**深層外旋六筋**と呼ぶ．

　梨状筋は中殿筋のすぐ下方に位置する筋で，仙骨の前面から起こった後に大腿骨の大転子の上縁に付着している．日本人の約15％では梨状筋を総腓骨神経が貫通しており，この領域で起こる神経の絞扼症状を**梨状筋症候群**という．**内閉鎖筋**は骨盤内（閉鎖膜の内面，閉鎖孔の周辺）から起こる非常に大きな筋で，骨盤外からはその停止腱の一部しか確認することができない．また，内閉鎖筋の停止腱には**上双子筋**・**下双子筋**の筋腹が付着しており，三頭筋のような形状をしている．殿部深層の最も下方には**大腿方形筋**が位置しており，股関節の強力な外旋筋として働く．

梨状筋 piriformis

1 — 起始停止

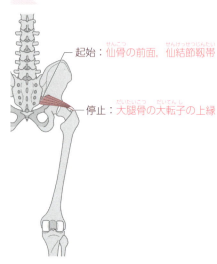

起始：仙骨の前面，仙結節靱帯

停止：大腿骨の大転子の上縁

2 — 神経支配

仙骨神経叢の枝 (L5〜S2)

3 — 作 用

股関節の外旋・外転

内閉鎖筋 obturator internus

1 — 起始停止

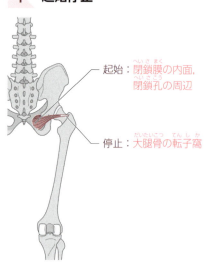

起始：閉鎖膜の内面，閉鎖孔の周辺

停止：大腿骨の転子窩

2 — 神経支配

仙骨神経叢の枝 (L5〜S2)

3 — 作 用

股関節の外旋・外転

上双子筋 gemellus superior

1 — 起始停止

起始：坐骨棘

停止：大腿骨の転子窩
（内閉鎖筋の腱を介して）

2 — 神経支配

仙骨神経叢の枝（L5〜S2）

3 — 作 用

股関節の外旋・外転

下双子筋 gemellus inferior

1 — 起始停止

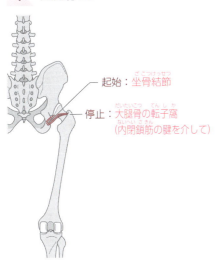

起始：坐骨結節

停止：大腿骨の転子窩
（内閉鎖筋の腱を介して）

2 — 神経支配

仙骨神経叢の枝（L5〜S2）

3 — 作 用

股関節の外旋・外転

大腿方形筋 quadratus femoris

1―起始停止

起始：坐骨結節の外側縁
停止：大腿骨の転子間稜

2―神経支配

仙骨神経叢の枝 (L5〜S2)

3―作 用

股関節の外旋

ミニ知識　大腿骨のランドマーク

大腿骨の大転子・大腿骨頭の触知を行う際に，以下の指標を用いる．

① Roser-Nélaton（ローザー・ネラトン）線：
矢状面上で**上前腸骨棘**と**坐骨結節**を結んだ線．股関節を45°屈曲した際に，大転子がこの線に位置する（脱臼をした際には位置が偏位する）．

② Scarpa（スカルパ）三角：
鼠径靱帯・**縫工筋の内側縁**・**長内転筋の内側縁**に囲まれる領域．このほぼ中央に大腿骨頭が位置する（また，内側から順に大腿静脈・大腿動脈・大腿神経が存在する）．

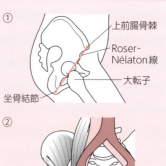

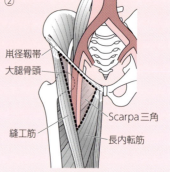

大腿後面の筋

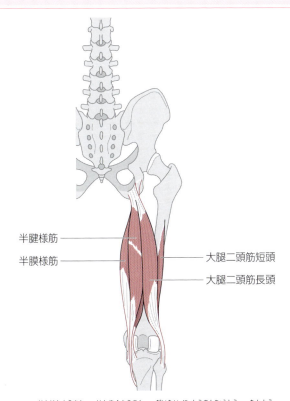

　大腿後面の筋は**半腱様筋**，**半膜様筋**，**大腿二頭筋長頭・短頭**によって形成されている．これらのうち大腿二頭筋短頭を除く3つの二関節筋（2つ以上の関節を越える筋）は総称して**ハムストリングス**と呼ばれる．

　半腱様筋は紡錘状の筋で，坐骨結節から起こった後に脛骨粗面の内側へと向かう．遠位1/3では細長い停止腱となり，縫工筋・薄筋とともに**鵞足**を形成している．**半膜様筋**は半腱様筋の深層を走行する筋で，近位部では扁平な形状をしている．停止部は脛骨の内側顆に加え，斜膝窩靱帯・膝窩筋膜にも付着している．

　大腿二頭筋長頭は坐骨結節から起こる二関節筋で，斜め外側へ下行したのちに腓骨頭に付着している．**短頭**は大腿骨の後面から起こる単関節筋で，大腿後面の筋で唯一，総腓骨神経によって支配されている（その他の筋は全て脛骨神経支配）．

● 半腱様筋 semitendinosus

1―起始停止

起始：坐骨結節

停止：脛骨粗面の内側

2―神経支配

脛骨神経 (L5〜S2)

3―作 用

股関節の伸展・内旋，膝関節の屈曲・内旋

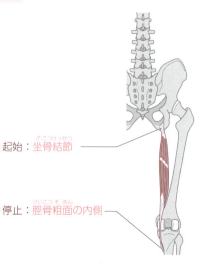

● 半膜様筋 semimembranosus

1―起始停止

起始：坐骨結節

停止：脛骨の内側顆の後部，斜膝窩靱帯，膝窩筋膜

2―神経支配

脛骨神経 (L5〜S2)

3―作 用

股関節の伸展・内旋，膝関節の屈曲・内旋

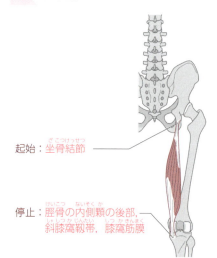

大腿二頭筋 長頭 biceps femoris long head

1—起始停止

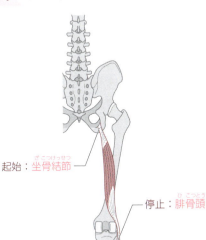

起始：坐骨結節
停止：腓骨頭

2—神経支配

脛骨神経 (L5〜S2)

3—作 用

股関節の伸展・外旋，膝関節の屈曲・外旋

大腿二頭筋 短頭 biceps femoris short head

1—起始停止

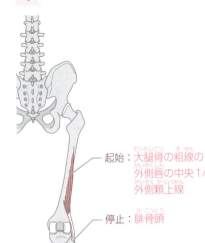

起始：大腿骨の粗線の外側唇の中央1/3，外側顆上線
停止：腓骨頭

2—神経支配

総腓骨神経 (L5〜S2)

3—作 用

膝関節の屈曲・外旋

下腿前面の筋
（かたいぜんめん）

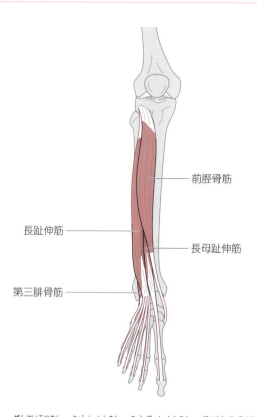

前脛骨筋

長趾伸筋

長母趾伸筋

第三腓骨筋

　下腿前面の筋は**前脛骨筋**・**長趾伸筋**・**長母趾伸筋**・**第三腓骨筋**によって形成されている．

　前脛骨筋は下腿前面の内側・浅層に位置しており，4つの筋の中で最も大きい．脛骨と下腿骨間膜の近位1/2から起こった後に下行し，足関節の高さで内側へと向かって内側楔状骨と第1中足骨の底に付着している（足関節のすぐ前方で太い腱を触知することができるので，確認してみるとよい）．

　長趾伸筋は前脛骨筋の外側・深層に位置する筋で，母趾以外の4本の足趾の伸展と足関節の背屈，外がえしの作用をもつ．長趾伸筋と前脛骨筋の間の深層には**長母趾伸筋**が存在しており，母趾の伸展と足関節の背屈に関わっている．**第三腓骨筋**は日本人の約10％では欠損する筋で，長趾伸筋の外側が分離した筋だと考えられている．

前脛骨筋 tibialis anterior

1 — 起始停止

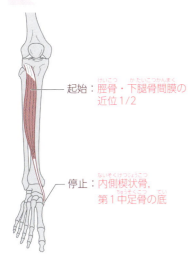

起始：脛骨・下腿骨間膜の近位1/2

停止：内側楔状骨，第1中足骨の底

2 — 神経支配
深腓骨神経 (L4・5)

3 — 作用
足関節の背屈，内がえし

長趾伸筋 extensor digitorum longus

1 — 起始停止

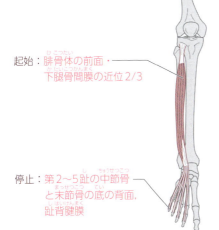

起始：腓骨体の前面・下腿骨間膜の近位2/3

停止：第2～5趾の中節骨と末節骨の底の背面，趾背腱膜

2 — 神経支配
深腓骨神経 (L4～S1)

3 — 作用
第2～5趾の伸展，足関節の背屈，外がえし

長母趾伸筋 extensor hallucis longus

1―起始停止

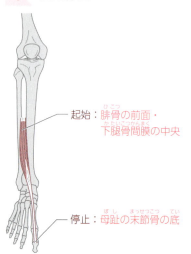

起始：腓骨の前面・
下腿骨間膜の中央

停止：母趾の末節骨の底

2―神経支配

深腓骨神経 (L5・S1)

3―作 用

母趾の伸展，足関節の背屈

第三腓骨筋 fibularis tertius

1―起始停止

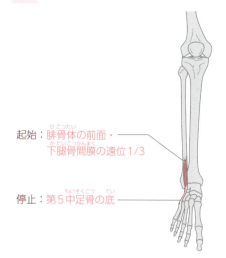

起始：腓骨体の前面・
下腿骨間膜の遠位1/3

停止：第5中足骨の底

2―神経支配

深腓骨神経 (L4〜S1)

3―作 用

足関節の背屈，外がえし

下腿外側の筋
（かたいがいそく）

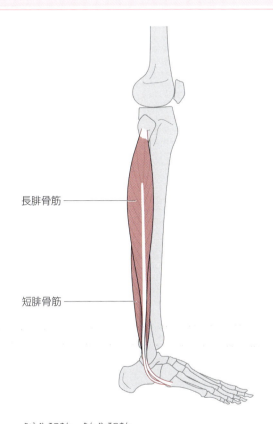

長腓骨筋
短腓骨筋

　下腿外側の筋は**長腓骨筋**（ちょうひこつきん）と**短腓骨筋**（たんひこつきん）によって形成されており，長腓骨筋は腓骨の近位 2/3，短腓骨筋は腓骨の遠位 2/3 から起始している．

　長腓骨筋は腓骨に沿って下行した後に外果の後方で向きを変え，足底面の長腓骨筋腱溝を通過して内側楔状骨・第 1 中足骨の底に停止している．また，短腓骨筋は長腓骨筋と同様に走行して外果の後方を通るが，足底へは入らずに第 5 中足骨の底に付着している．

　長・短腓骨筋の作用は足関節の底屈と外がえしである．足底を接地していない状態でこの動作を行うと，日常生活のどのような場面でこの動きを行うのか疑問に感じる初学者も多いだろう．実際には長・短腓骨筋は歩行の立脚相後半の蹴り出しの際に足底の内側を地面に押し付け，足部を固定する作用に大きく関わっている．

長腓骨筋 fibularis longus

1—起始停止

起始：腓骨の近位 2/3，腓骨頭

停止：内側楔状骨，第1中足骨の底

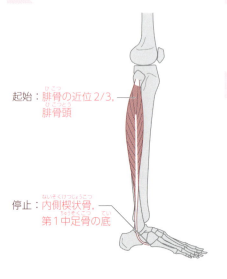

2—神経支配
浅腓骨神経 (L5・S1)

3—作 用
足関節の底屈，外がえし

短腓骨筋 fibularis brevis

1—起始停止

起始：腓骨の遠位 2/3

停止：第5中足骨の底

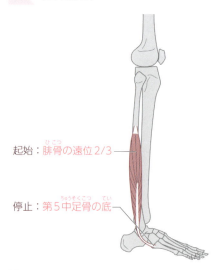

2—神経支配
浅腓骨神経 (L5・S1)

3—作 用
足関節の底屈，外がえし

下腿後面の筋（浅層）

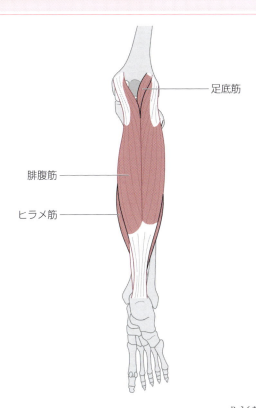

　下腿後面の筋は浅層と深層に区分されており，浅層は**腓腹筋内側頭・外側頭**，**ヒラメ筋**，**足底筋**によって形成されている．浅層の筋のうち，腓腹筋内側頭・外側頭とヒラメ筋は**下腿三頭筋**と呼ばれている．

　腓腹筋は内側頭と外側頭から構成されており，それぞれ大腿骨の内側上顆と外側上顆から起始している．両頭は各部から起こった後に下腿中央の高さで合して厚い腱となり，ヒラメ筋腱と合流する．**ヒラメ筋**は腓腹筋の深層に位置する強大な筋で，ふくらはぎの盛り上がりの大部分を形成している．足関節の底屈の作用を有しており，その大部分が赤筋線維（遅筋線維）によって形成されている．

　足底筋は腓腹筋外側頭の近位部から起こる筋で，踵骨腱の内側に付着している．日本人の約10％で欠損しており，上肢の長掌筋と対応する筋だと考えられている．

腓腹筋 gastrocnemius

1 — 起始停止

起始：① <内側頭>
　　　大腿骨の内側上顆
　　② <外側頭>
　　　大腿骨の外側上顆

停止：踵骨隆起

2 — 神経支配

脛骨神経 (S1・2)

3 — 作用

足関節の底屈, 膝関節の屈曲

ヒラメ筋 soleus

1 — 起始停止

起始：腓骨頭,
　　　腓骨の近位1/4,
　　　脛骨のヒラメ筋線,
　　　ヒラメ筋腱弓

停止：踵骨隆起

2 — 神経支配

脛骨神経 (S1・2)

3 — 作用

足関節の底屈

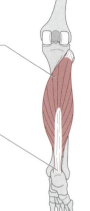

足底筋 plantaris

1―起始停止

起始：大腿骨の外側顆

停止：踵骨隆起
（踵骨腱を介して）

2―神経支配

脛骨神経（S1・2）

3―作 用

足関節の底屈（きわめて弱い）

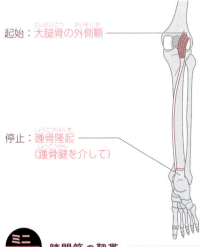

ミニ知識　膝関節の靱帯

1. 関節包外靱帯
   ①外側側副靱帯：大腿骨の外側上顆と腓骨頭を結ぶ靱帯で独立している．
   ②内側側副靱帯：大腿骨の内側上顆と脛骨を結ぶ靱帯で独立していない（関節包の肥厚部）．関節包・内側半月と結合している．
2. 関節包内靱帯
   ①前十字靱帯：脛骨の前顆間区から大腿骨の外側顆の内側に付着する靱帯で，膝関節伸展の際に緊張する．
   ②後十字靱帯：脛骨の後顆間区から大腿骨の内側顆の内側に付着する靱帯で，膝関節屈曲の際に緊張する．
3. その他
   ①外側半月：O字形の小さい線維軟骨で，独立しているため膝関節屈曲・伸展時の移動量は大きい．
   ②内側半月：C字形の大きい線維軟骨で，内側側副靱帯と結合しているため膝関節屈曲・伸展時の移動量が小さい．

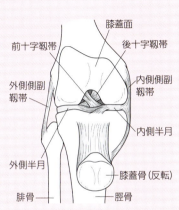

下腿後面の筋（浅層）

下腿後面の筋（深層）

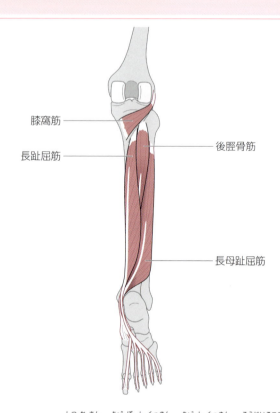

　下腿後面の深層の筋は**膝窩筋**，**長母趾屈筋**，**長趾屈筋**，**後脛骨筋**によって構成されている．

　膝窩筋はヒラメ筋のすぐ上方に位置しており，膝関節の屈曲・内旋の作用を有している．膝窩筋の作用は特に膝関節完全伸展位からの屈曲初期に働くため，臨床場面では「膝関節のロックを外す」と表現されることが多い．

　長母趾屈筋，**長趾屈筋**，**後脛骨筋**はヒラメ筋の深層にある筋で，下腿後面では外側から順に長母趾屈筋，後脛骨筋，長趾屈筋が位置している（小趾側に長母趾屈筋，母趾側に長趾屈筋があることに注意）．

　3つの筋はいずれも足根管（内果の下方にあるトンネル状の構造物）を通過しており，足関節の底屈・内がえしの作用に加えて長母趾屈筋は母趾の屈曲，長趾屈筋は第2～5趾の屈曲，後脛骨筋は足の内側縦アーチ（p.84）の形成に関わっている．

膝窩筋 popliteus

1 ― 起始停止

起始：大腿骨の外側上顆，外側半月

停止：脛骨の後面・ヒラメ筋線の上部

2 ― 神経支配

脛骨神経 (S1・2)

3 ― 作用

膝関節の屈曲・内旋

長母趾屈筋 flexor hallucis longus

1 ― 起始停止

起始：腓骨の後面の中央，下腿骨間膜の下部

停止：母趾の末節骨の底

2 ― 神経支配

脛骨神経 (L5〜S2)

3 ― 作用

母趾の屈曲，足関節の底屈・内がえし

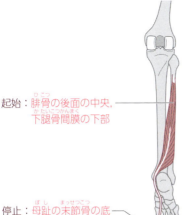

下腿後面の筋（深層）

長趾屈筋 flexor digitorum longus

1―起始停止

起始：脛骨の後面の中央

停止：第2〜5趾の末節骨の底

2―神経支配
脛骨神経 (L5〜S2)

3―作用
第2〜5趾の屈曲，足関節の底屈・内がえし

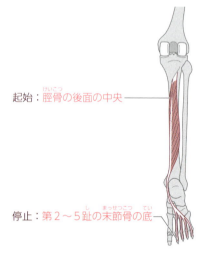

後脛骨筋 tibialis posterior

1―起始停止

起始：脛骨と腓骨の後面・下腿骨間膜の上部

停止：舟状骨粗面，第2〜4中足骨の底，内側・中間・外側楔状骨，立方骨

2―神経支配
脛骨神経 (L4〜S1)

3―作用
足関節の底屈，内がえし

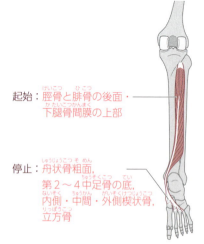

2 ─ 下肢編

足背の筋
そくはい

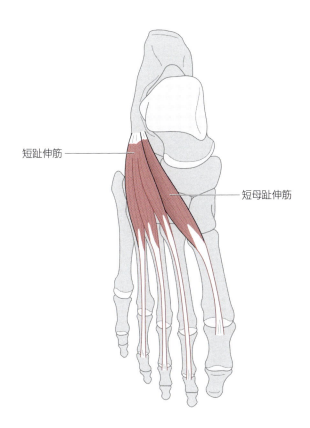

短趾伸筋

短母趾伸筋

　足背の筋は**短趾伸筋**と**短母趾伸筋**によって構成されている（足底は4層・10種の筋からなるのに対し，足背には1層・2種の筋しかない）．いずれの筋も踵骨の背面から起始しており，外果のすぐ下方で共通の筋腹をもつ．

　短趾伸筋は長趾伸筋の腱の深層に位置する扁平な筋で，3本の腱に分かれた後に第2～4趾の中節骨の底と趾背腱膜に停止している．**短母趾伸筋**は短趾伸筋のすぐ内側に位置しており，踵骨から起こった後に母趾の中足骨の底と趾背腱膜に向かって走行している（短母趾伸筋は短趾伸筋の一部が分化した筋だと考えられている）．

● 短趾伸筋 extensor digitorum brevis

1―起始停止

起始：踵骨の背面

停止：第2〜4趾の中節骨の底・趾背腱膜

2―神経支配

深腓骨神経 (L5・S1)

3―作 用

第2〜4趾のMTP・PIP関節の伸展

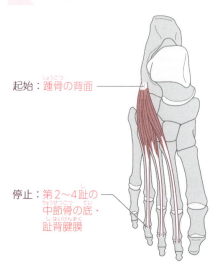

● 短母趾伸筋 extensor hallucis brevis

1―起始停止

起始：踵骨の背面

停止：母趾の基節骨の底・趾背腱膜

2―神経支配

深腓骨神経 (L5・S1)

3―作 用

母趾のMTP関節の伸展

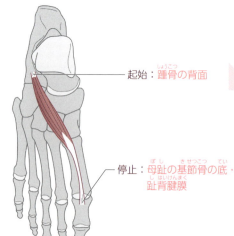

足底の筋（第1層）

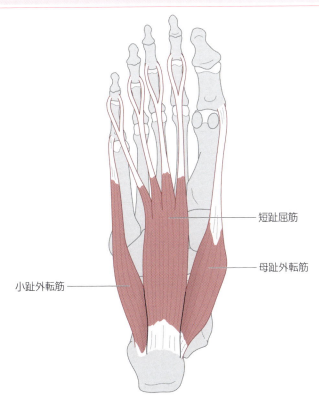

　足底の筋は4層に区分され，計10種の筋によって形成されている．第1層は足底腱膜のすぐ深層に位置しており，**母趾外転筋・短趾屈筋・小趾外転筋**の3筋からなる．

　母趾外転筋は内側縁に位置する筋で，足部の内側のふくらみの形成に関わっている．母趾のMTP関節の外転に加えて，屈曲の作用も有している．**短趾屈筋**は中央に位置する筋で，踵骨隆起の内側突起・足底腱膜から起始した後に4本の停止腱に分かれ，第2〜5趾へと向かう．その後，停止腱は二股に分かれて中節骨の底の内側と外側に停止する（二股に分かれた停止腱の間を長趾屈筋の腱が通過している）．短趾屈筋は第2〜5趾のMTP関節とPIP関節を屈曲させる作用をもつ．**小趾外転筋**は外側縁に位置する筋で，足底の外側のふくらみの形成に関わっている．小趾のMTP関節の外転に加えて，屈曲の作用も有している．

母趾外転筋 abductor hallucis

1—起始停止

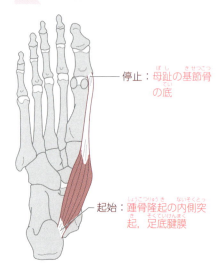

停止：母趾の基節骨の底

起始：踵骨隆起の内側突起，足底腱膜

2—神経支配

内側足底神経（S1〜3）

3—作 用

母趾のMTP関節の屈曲・外転

短趾屈筋 flexor digitorum brevis

1—起始停止

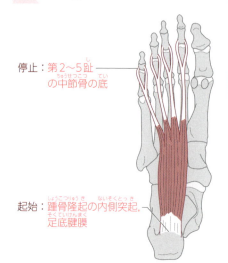

停止：第2〜5趾の中節骨の底

起始：踵骨隆起の内側突起，足底腱膜

2—神経支配

内側足底神経（L5・S1）

3—作 用

第2〜5趾のMTP・PIP関節の屈曲

小趾外転筋 abductor digiti minimi

1 ─ 起始停止

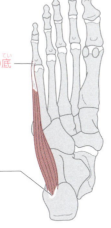

停止：小趾の基節骨の底

起始：踵骨隆起の外側突起，足底腱膜

2 ─ 神経支配

外側足底神経 (S1〜3)

3 ─ 作用

小趾のMTP関節の屈曲・外転

 足根と足趾の関節

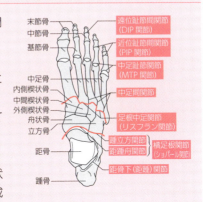

1. **距骨下（距踵）関節**：距骨と踵骨の間の**顆状関節**．
2. **横足根関節（ショパール関節）**：
   ①**距踵舟関節**：距骨・踵骨・舟状骨によって形成される**顆状関節**．
   ②**踵立方関節**：踵骨と立方骨によって形成される**平面関節**．
3. **足根中足関節（リスフラン関節）**：遠位の足根骨（内側・中間・外側楔状骨，立方骨）と中足骨の底によって形成される**平面関節**．
4. **中足間関節**：隣り合う中足骨の底が形成する**平面関節**．
5. **中足趾節関節**：中足骨の頭と基節骨の底が形成する**顆状関節**．MTP関節 (metatarsophalangeal joint) と呼ばれる．
6. **近位趾節間関節**：基節骨の頭と中節骨の底によって形成される**蝶番関節**．PIP関節 (proximal interphalangeal joint) と呼ばれる．
7. **遠位趾節間関節**：中節骨の頭と末節骨の底によって形成される**蝶番関節**．DIP関節 (distal interphalangeal joint) と呼ばれる．

足底の筋（第2層）

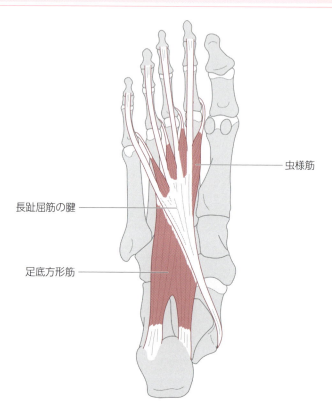

　足底の筋の第2層は，**足底方形筋**と**虫様筋**から構成されている．いずれの筋も下腿後面の深層から起始する長趾屈筋の腱に付着しているのが特徴である．

　足底方形筋は第2層の後方に位置する筋で，踵骨隆起の内側部・外側部から起始した後に長趾屈筋の腱に停止している．この筋は長趾屈筋を補助する作用を有しており，内果の下方を通過して第2～5趾へ斜めに走行する長趾屈筋の腱を後方に牽引し，筋の収縮時のベクトルを修正している（両筋が協調的に働いた結果，第2～5趾を均等に屈曲することができる）．

　虫様筋は第2層の前方に位置する筋で，長趾屈筋の腱から起始した後に第2～5趾の趾背腱膜に停止している．この筋が収縮することにより，第2～5趾のMTP関節の屈曲とPIP・DIP関節の伸展が同時に起こる（手の虫様筋の作用と類似している）．

足底方形筋 quadratus plantae

1―起始停止

停止：長趾屈筋の腱

起始：踵骨隆起の底面の内側部・外側部

2―神経支配
外側足底神経 (S1・2)

3―作用
長趾屈筋の補助

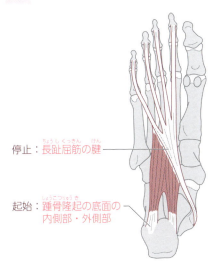

(第1〜4) 虫様筋 lumbrical

1―起始停止

停止：第2〜5趾の趾背腱膜

起始：長趾屈筋の腱

2―神経支配

第1・2虫様筋：
内側足底神経 (S1〜3)

第4虫様筋：
外側足底神経 (S1〜3)

(第3虫様筋は個体差が大きい)

3―作用

第2〜5趾のMTP関節の屈曲，PIP・DIP関節の伸展

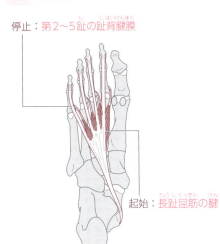

足底の筋 (第2層)　81

足底の筋（第3層）

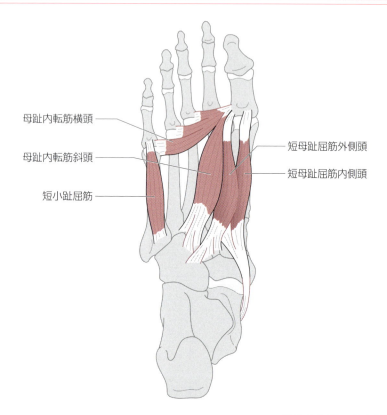

　足底の筋の第3層は長趾屈筋の深層に位置しており，**短母趾屈筋**・**母趾内転筋**・**短小趾屈筋**から構成されている．

　短母趾屈筋は母趾の中足骨の底面を走行する筋で，内側・中間・外側楔状骨と立方骨から起始する．その後に，筋腹は**内側頭**と**外側頭**に分かれ，それぞれ基節骨の底の内側と外側に停止している（内側頭は内側足底神経，外側頭は外側足底神経が支配）．**母趾内転筋**は**横頭**と**斜頭**からなる筋で，横頭は第3～5趾の関節包，斜頭は第2～4趾の中足骨の底・立方骨・外側楔状骨から起こる．横頭と斜頭は母趾の基節骨の底に付着しており，母趾のMTP関節の底屈・内転の作用を有している．また，横頭は足部の横アーチ（p.84）の形成にも関わっている．**短小趾屈筋**は小趾の中足骨の底面を走行する筋で，中足骨の底から起始した後に，基節骨の底に停止している．

短母趾屈筋 flexor hallucis brevis

1 ― 起始停止

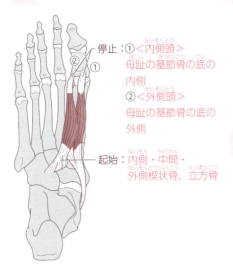

停止：①＜内側頭＞
母趾の基節骨の底の内側
②＜外側頭＞
母趾の基節骨の底の外側

起始：内側・中間・外側楔状骨, 立方骨

2 ― 神経支配

内側頭：
内側足底神経 (L5・S1)

外側頭：
外側足底神経 (S1・2)

3 ― 作 用

母趾のMTP関節の屈曲

母趾内転筋 adductor hallucis

1 ― 起始停止

停止：母趾の基節骨の底

起始：①＜横頭＞第3～5趾の
MTP関節の関節包
②＜斜頭＞第2～4趾の
中足骨の底, 立方骨,
外側楔状骨

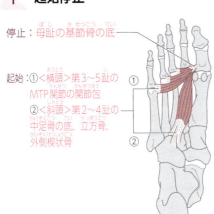

2 ― 神経支配

外側足底神経 (S1・2)

3 ― 作 用

母趾のMTP関節の屈曲・内転

足底の筋（第3層）

短小趾屈筋 flexor digiti minimi brevis

1 — 起始停止

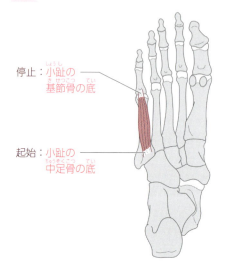

停止：小趾の基節骨の底
起始：小趾の中足骨の底

2 — 神経支配

外側足底神経（S1・2）

3 — 作用

小趾のMTP関節の屈曲

 足のアーチと支持機構

　足の骨格は水平面上に並んでいるのではなく，上方に隆起したアーチ状の配列をしている．この構造は**足弓**（臨床上，**足のアーチ**ともいう）と呼ばれ，立位や歩行時の体重負荷の吸収・分散に関わっている．足弓は以下の3種類からなる．

内側縦アーチ：踵骨・距骨・舟状骨・内側楔状骨・第1中足骨から構成されており，外側縦アーチより高い．また中央に位置する舟状骨は**かなめ石**（key stone）と呼ばれる．

外側縦アーチ：踵骨・立方骨・第5中足骨から構成されている．

横アーチ：第1〜5中足骨の頭から構成されており，第2中足骨の頭が頂点に位置する（中足間関節が形成に関わる）．

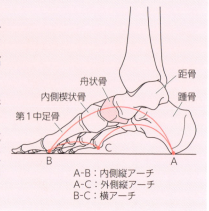

A-B：内側縦アーチ
A-C：外側縦アーチ
B-C：横アーチ

足底の筋（第4層）

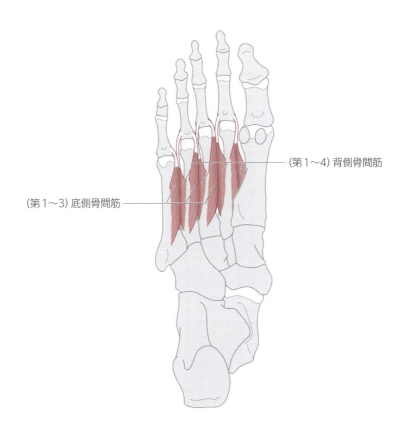

(第1〜4) 背側骨間筋
(第1〜3) 底側骨間筋

　足底の筋の第4層は3つの**底側骨間筋**と4つの**背側骨間筋**から構成されている．いずれの筋も中足骨の間に位置する筋で，外側足底神経によって支配されている．また，この層には下腿後面の深層の筋の後脛骨筋と下腿外側の筋の長腓骨筋の停止腱も付着している．

　底側骨間筋は第3〜5中足骨の間に位置しており，単一の中足骨から起こる単羽状筋である．第3〜5趾のMTP関節の内転に加えて屈曲，PIP・DIP関節の伸展などの働きをもつ．また，**背側骨間筋**は第1〜5中足骨の間に位置しており，2つの中足骨から起こる双羽状筋である．第2〜4趾のMTP関節の外転に加えて屈曲，PIP・DIP関節の伸展などの働きをもつ（両筋の作用はMTP関節の内転・外転以外，共通である）．

●（第1〜3）底側骨間筋 plantar interossei

1─起始停止

停止：第3〜5趾の
基節骨の底の内側・
趾背腱膜

起始：第3〜5趾の
中足骨の内側

2─神経支配

外側足底神経（S1・2）

3─作 用

第3〜5趾のMTP関節の屈曲・内転，
PIP・DIP関節の伸展

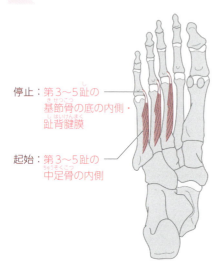

●（第1〜4）背側骨間筋 dorsal interossei

1─起始停止

停止：①＜第1背側骨間筋＞
第2趾の基節骨の内側
②＜第2〜4背側骨間筋＞
第2〜4趾の基節骨の外側

起始：第1〜5趾の
中足骨の隣接面

2─神経支配

外側足底神経（S1・2）

3─作 用

第2〜4趾のMTP関節の屈曲・外転，
PIP・DIP関節の伸展

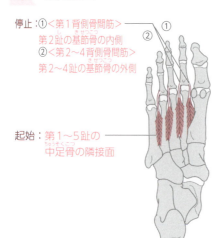

付　録

付録　筋の英名・読み方一覧表

▶ 上肢

筋名	英名	読み方
胸部の筋		
大胸筋	pectoralis major	ペクトレイリス メジャー
小胸筋	pectoralis minor	ペクトレイリス マイナー
鎖骨下筋	subclavius	サブクレイヴィァス
前鋸筋	serratus anterior	セレタス アンテリア
背部浅層の筋		
僧帽筋	trapezius	トラピーズィァス
広背筋	latissimus dorsi	ラティスィムス ドースィ
肩甲挙筋	levator scapulae	レヴェーター スキャプュレイ
小菱形筋	rhomboid minor	ロンボイド マイナー
大菱形筋	rhomboid major	ロンボイド メジャー
肩甲骨周辺の筋		
回旋筋腱板 （棘上筋・棘下筋・小円筋・ 肩甲下筋からなる）	rotator cuff	ローテーターカフ
三角筋	deltoid	デルトィド
棘上筋	supraspinatus	スープラスパィネィタス
棘下筋	infraspinatus	インフラスパィネィタス
小円筋	teres minor	テレス マイナー
大円筋	teres major	テレス メジャー
肩甲下筋	subscapularis	サブスキャピュラリス
上腕の屈筋群		
上腕二頭筋 長頭	biceps brachii long head	バイセプス ブレイキー ロング ヘッド
上腕二頭筋 短頭	biceps brachii short head	バイセプス ブレイキー ショート ヘッド
上腕筋	brachialis	ブレイキアリス
烏口腕筋	coracobrachialis	コラコブレイキアリス
上腕の伸筋群		
上腕三頭筋 長頭	triceps brachii long head	トライセプス ブレイキー ロング ヘッド
上腕三頭筋 外側頭	triceps brachii lateral head	トライセプス ブレイキー ラテラル ヘッド
上腕三頭筋 内側頭	triceps brachii medial head	トライセプス ブレイキー ミーディアル ヘッド
肘筋	anconeus	アンコウニィアス
前腕の屈筋群（浅層）		
円回内筋	pronator teres	プロネイター テレス
橈側手根屈筋	flexor carpi radialis	フレクサー カーパイ レイディアリス
長掌筋	palmaris longus	パルメィリス ロンガス
尺側手根屈筋	flexor carpi ulnaris	フレクサー カーパイ アルネィリス
前腕の屈筋群（中間層）		
浅指屈筋	flexor digitorum superficialis	フレクサー ディジトーラム スーパーフィシャリス

筋名	英名	読み方
前腕の屈筋群 (深層)		
深指屈筋	flexor digitorum profundus	フレクサー ディジトーラム プロファンダス
長母指屈筋	flexor pollicis longus	フレクサー ポリシィス ロンガス
方形回内筋	pronator quadratus	プロネイター クアドラタス
前腕の伸筋群 (浅層)		
腕橈骨筋	brachioradialis	ブレイキオレイディアリス
長橈側手根伸筋	extensor carpi radialis longus	イクステンサー カーパイ レイディアリス ロンガス
短橈側手根伸筋	extensor carpi radialis brevis	イクステンサー カーパイ レイディアリス ブレヴィス
総指伸筋	extensor digitorum	イクステンサー ディジトーラム
小指伸筋	extensor digiti minimi	イクステンサー ディジタイ ミニマイ
尺側手根伸筋	extensor carpi ulnaris	イクステンサー カーパイ アルネィリス
前腕の伸筋群 (深層)		
回外筋	supinator	スピネイター
長母指外転筋	abductor pollicis longus	アブダクター ポリシィス ロンガス
短母指伸筋	extensor pollicis brevis	イクステンサー ポリシィス ブレヴィス
長母指伸筋	extensor pollicis longus	イクステンサー ポリシィス ロンガス
示指伸筋	extensor indicis	イクステンサー インディシィス
手掌の筋 母指球筋		
短母指外転筋	abductor pollicis brevis	アブダクター ポリシィス ブレヴィス
母指対立筋	opponens pollicis	オポゥネンス ポリシィス
短母指屈筋	flexor pollicis brevis	フレクサー ポリシィス ブレヴィス
母指内転筋	adductor pollicis	アダクター ポリシィス
手掌の筋 小指球筋		
短掌筋	palmaris brevis	パルメィリス ブレヴィス
小指外転筋	abductor digiti minimi	アブダクター ディジタイ ミニマイ
短小指屈筋	flexor digiti minimi brevis	フレクサー ディジタイ ミニマイ ブレヴィス
小指対立筋	opponens digiti minimi	オポゥネンス ディジタイ ミニマイ
手掌の筋 中手筋		
(第1〜4) 虫様筋	lumbrical	ランブリカル
(第1〜3) 掌側骨間筋	palmar interossei	パルマー インターロスィアイ
(第1〜4) 背側骨間筋	dorsal interossei	ドーサル インターロスィアイ

▶ 下肢

筋	英名	読み方
大腿前面の筋		
腸腰筋 (主に腸骨筋・大腰筋からなる)	iliopsoas	イリオスァス
腸骨筋	iliacus	イライァカス
大腰筋	psoas major	ソウァス メジャー
小腰筋	psoas minor	ソウァス マイナー
恥骨筋	pectineus	ペクティニァス
縫工筋	sartorius	サートリァス
大腿四頭筋 (大腿直筋・外側広筋・内側 広筋・中間広筋からなる)	quadriceps femoris	クアドリセプス フェモリス
大腿直筋	rectus femoris	レクタス フェモリス
外側広筋	vastus lateralis	ヴァスタス ラテラリス
内側広筋	vastus medialis	ヴァスタス ミディアリス
中間広筋	vastus intermedius	ヴァスタス インターミディアス
膝関節筋	articularis genus	アーティキュラリス ジェナス
大腿内側の筋		
長内転筋	adductor longus	アダクター ロンガス
短内転筋	adductor brevis	アダクター ブレヴィス
大内転筋	adductor magnus	アダクター マグナス
薄筋	gracilis	グラシィリス
外閉鎖筋	obturator externus	オブチュレイター イクスターナス
殿部の筋 (浅層)		
大殿筋	gluteus maximus	グルティアス マキシマス
中殿筋	gluteus medius	グルティアス ミディアス
小殿筋	gluteus minimus	グルティアス ミニマス
大腿筋膜張筋	tensor fasciae latae	テンサー ファッシィ ラティ
殿部の筋 (深層)		
梨状筋	piriformis	ピリフォーミス
内閉鎖筋	obturator internus	オブチュレイター インターナス
上双子筋	gemellus superior	ジェメラス スーピァリア
下双子筋	gemellus inferior	ジェメラス インフィァリア
大腿方形筋	quadratus femoris	クアドラタス フェモリス
大腿後面の筋		
ハスムトリングス (半腱様筋・半膜様筋・大腿 二頭筋長頭からなる)	hamstrings	
半腱様筋	semitendinosus	セミテンディノゥサス
半膜様筋	semimembranosus	セミメンブラノゥサス
大腿二頭筋長頭	biceps femoris long head	バイセプス フェモリス ロング ヘッド
大腿二頭筋短頭	biceps femoris short head	バイセプス フェモリス ショート ヘッド

筋	英名	読み方
下腿前面の筋		
前脛骨筋	tibialis anterior	ティビアリス アンテリア
長趾伸筋	extensor digitorum longus	イクステンサー ディジトーラム ロンガス
長母趾伸筋	extensor hallucis longus	イクステンサー ハリューシィス ロンガス
第三腓骨筋	fibularis tertius	フィビュラリス ターシャス
下腿外側の筋		
長腓骨筋	fibularis longus	フィビュラリス ロンガス
短腓骨筋	fibularis brevis	フィビュラリス ブレヴィス
下腿後面の筋（浅層）		
下腿三頭筋 （腓腹筋の内側頭・外側頭・ヒラメ筋からなる）	triceps surae	トライセプス スリー
腓腹筋	gastrocnemius	ガストロクニーミァス
ヒラメ筋	soleus	ソウリァス
足底筋	plantaris	プランタリス
下腿後面の筋（深層）		
膝窩筋	popliteus	ポプリティアス
長母趾屈筋	flexor hallucis longus	フレクサー ハリューシィス ロンガス
長趾屈筋	flexor digitorum longus	フレクサー ディジトーラム ロンガス
後脛骨筋	tibialis posterior	ティビアリス ポステリア
足背の筋		
短趾伸筋	extensor digitorum brevis	イクステンサー ディジトーラム ブレヴィス
短母趾伸筋	extensor hallucis brevis	イクステンサー ハリューシィス ブレヴィス
足底の筋（第1層）		
母趾外転筋	abductor hallucis	アブダクター ハリューシィス
短趾屈筋	flexor digitorum brevis	フレクサー ディジトーラム ブレヴィス
小趾外転筋	abductor digiti minimi	アブダクター ディジタイ ミニマイ
足底の筋（第2層）		
足底方形筋	quadratus plantae	クアドラタス プランティー
（第1〜4）虫様筋	lumbrical	ランブリカル
足底の筋（第3層）		
短母趾屈筋	flexor hallucis brevis	フレクサー ハリューシィス ブレヴィス
母趾内転筋	adductor hallucis	アダクター ハリューシィス
短小趾屈筋	flexor digiti minimi brevis	フレクサー ディジタイ ミニマイ ブレヴィス
足底の筋（第4層）		
（第1〜3）底側骨間筋	plantar interossei	プランター インターロスィァイ
（第1〜4）背側骨間筋	dorsal interossei	ドーサル インターロスィァイ

付録 筋の起始・停止・神経支配・作用一覧表

▶ 上肢

筋名	起始	停止	神経支配	作用
胸部の筋				
大胸筋	鎖骨の内側1/2, 胸骨, 第1〜7肋骨, 腹直筋鞘の前葉	上腕骨の大結節稜	内側・外側胸筋神経 (C5〜T1)	肩関節の内転・屈曲・内旋
小胸筋	第3〜5肋骨	肩甲骨の烏口突起	内側・外側胸筋神経 (C6〜T1)	肩甲骨の下制・下方回旋
鎖骨下筋	第1肋骨	鎖骨の外側1/3の下面	鎖骨下筋神経 (C5・6)	鎖骨の下制
前鋸筋	第1〜9肋骨	肩甲骨の上角, 内側縁, 下角	長胸神経 (C5〜7)	肩甲骨の外転・上方回旋
背部浅層の筋				
僧帽筋	後頭骨の上項線の内側1/3, 外後頭隆起, 項靱帯, C7〜T12の棘突起・棘上靱帯	鎖骨の外側1/3, 肩甲骨の肩峰・肩甲棘	副神経, 頸神経 (C2〜4)	上部 (下行部)：肩甲骨の内転・挙上・上方回旋 中部 (水平部)：肩甲骨の内転 下部 (上行部)：肩甲骨の内転・下制・上方回旋
広背筋	T7〜L5の棘突起 (胸腰筋膜を介して), 仙骨の正中仙骨稜, 下位の肋骨, 腸骨稜, 肩甲骨の下角	上腕骨の小結節稜	胸背神経 (C6〜8)	肩関節の内転・内旋・伸展, 肩甲骨の下制
肩甲挙筋	C1〜4の横突起の後結節	肩甲骨の上角	肩甲背神経 (C5), 頸神経 (C3・4)	肩甲骨の挙上・下方回旋
小菱形筋	C7・T1の棘突起	肩甲骨の内側縁の上部	肩甲背神経 (C4・5)	肩甲骨の内転・挙上・下方回旋
大菱形筋	T2〜5の棘突起	肩甲骨の内側縁の下部	肩甲背神経 (C4・5)	肩甲骨の内転・挙上・下方回旋
肩甲骨周辺の筋				
三角筋	鎖骨の外側1/3, 肩甲骨の肩峰・肩甲棘	上腕骨の三角筋粗面	腋窩神経 (C5・6)	前部：肩関節の屈曲・外転・水平屈曲・内旋 中部：肩関節の外転 後部：肩関節の伸展・外転・水平伸展・外旋
棘上筋	肩甲骨の棘上窩	上腕骨の大結節	肩甲上神経 (C4〜6)	肩関節の外転
棘下筋	肩甲骨の棘下窩	上腕骨の大結節	肩甲上神経 (C4〜6)	肩関節の外旋
小円筋	肩甲骨の外側縁	上腕骨の大結節	腋窩神経 (C5・6)	肩関節の外旋
大円筋	肩甲骨の外側縁・下角	上腕骨の小結節稜	肩甲下神経 (C5〜8)	肩関節の伸展・内転・内旋
肩甲下筋	肩甲骨の肩甲下窩	上腕骨の小結節	肩甲下神経 (C5〜8)	肩関節の内旋
上腕の屈筋群				
上腕二頭筋 (長頭・短頭)	長頭：肩甲骨の関節上結節 短頭：肩甲骨の烏口突起	橈骨粗面, 上腕二頭筋腱膜	筋皮神経 (C5・6)	肘関節の屈曲, 前腕の回外, 肩関節の屈曲 (長頭は肩関節の内転, 短頭は肩関節の外転にも働く)
上腕筋	上腕骨の前面の下部	尺骨粗面	筋皮神経 (C5・6) (外側の一部は橈骨神経)	肘関節の屈曲
烏口腕筋	肩甲骨の烏口突起	上腕骨の内側面の中央部	筋皮神経 (C5〜7)	肩関節の屈曲・内転, 肩関節外転90°での水平屈曲
上腕の伸筋群				
上腕三頭筋 (長頭・外側頭・内側頭)	長頭：肩甲骨の関節下結節 外側頭：上腕骨後面の橈骨神経溝の外側上方 内側頭：上腕骨後面の橈骨神経溝の内側下方	尺骨の肘頭	橈骨神経 (C6〜8)	肘関節の伸展 (長頭のみ肩関節の伸展・内転にも働く)

筋名	起始	停止	神経支配	作用
肘筋	上腕骨の外側上顆	尺骨の肘頭	橈骨神経 (C6〜8)	肘関節の伸展
前腕の屈筋群 (浅層)				
円回内筋	上腕頭：上腕骨の内側上顆 尺骨頭：尺骨の鈎状突起	橈骨の中央の外側面	正中神経 (C6)	前腕の回内，肘関節の屈曲
橈側手根屈筋	上腕骨の内側上顆	第2中手骨の底	正中神経 (C6〜8)	手関節の掌屈・橈屈，前腕の回内
長掌筋	上腕骨の内側上顆	屈筋支帯の遠位，手掌腱膜の近位	正中神経 (C8・T1)	手関節の掌屈，手掌腱膜の緊張，肘関節の屈曲
尺側手根屈筋	上腕頭：上腕骨の内側上顆 尺骨頭：尺骨の肘頭	有鈎骨鈎，第5中手骨の底	尺骨神経 (C7〜T1)	手関節の掌屈・尺屈
前腕の屈筋群 (中間層)				
浅指屈筋	上腕尺骨頭：上腕骨の内側上顆，尺骨の鈎状突起 橈骨頭：橈骨の上前面（橈骨粗面の遠位）	第2〜5指の中節骨の底	正中神経 (C7〜T1)	第2〜5指のMP・PIP関節の屈曲，手関節の掌屈，肘関節の屈曲
前腕の屈筋群 (深層)				
深指屈筋	尺骨の前面・前腕骨間膜の近位2/3	第2〜5指の末節骨の底	橈側部 (第2・3指)：正中神経 (C7〜T1) 尺側部 (第4・5指)：尺骨神経 (C7〜T1)	第2〜5指のDIP・PIP・MP関節の屈曲，手関節の掌屈
長母指屈筋	橈骨の前面・前腕骨間膜の中央	母指の末節骨の底	正中神経 (C6〜8)	母指のIP・MP関節の屈曲，手関節の掌屈・橈屈，母指のCM関節の対立
方形回内筋	尺骨の前面の遠位1/4	橈骨の前面の遠位1/4	正中神経 (C8・T1)	前腕の回内
前腕の伸筋群 (浅層)				
腕橈骨筋	上腕骨の外側顆上稜の近位，外側上腕筋間中隔	橈骨の茎状突起	橈骨神経 (C5〜7)	肘関節の屈曲，前腕の回内・回外（中間位に戻す）
長橈側手根伸筋	上腕骨の外側顆上稜の遠位，外側上腕筋間中隔	第2中手骨の底	橈骨神経 (C5〜7)	手関節の背屈・橈屈，肘関節の屈曲
短橈側手根伸筋	上腕骨の外側上顆	第3中手骨の底	橈骨神経 (C5〜7)	手関節の背屈・橈屈，肘関節の屈曲
総指伸筋	上腕骨の外側上顆	第2〜5指の指背腱膜	橈骨神経 (C6〜8)	第2〜5指のDIP・PIP・MP関節の伸展，手関節の背屈
小指伸筋	上腕骨の外側上顆	小指の指背腱膜	橈骨神経 (C6〜8)	小指のDIP・PIP・MP関節の伸展，手関節の背屈
尺側手根伸筋	上腕頭：上腕骨の外側上顆 尺骨頭：尺骨の後面	第5中手骨の底	橈骨神経 (C6〜8)	手関節の背屈・尺屈
前腕の伸筋群 (深層)				
回外筋	上腕骨の外側上顆，外側側副靱帯，橈骨の輪状靱帯，尺骨の回外筋稜	橈骨の外側面の近位	橈骨神経 (C5・6)	前腕の回外
長母指外転筋	橈骨・尺骨・前腕骨間膜の後面の近位	母指の中手骨の底	橈骨神経 (C6〜8)	母指のCM関節の外転，手関節の橈屈
短母指伸筋	橈骨・前腕骨間膜の後面の遠位	母指の基節骨の底	橈骨神経 (C6〜8)	母指のMP関節の伸展・CM関節の外転
長母指伸筋	尺骨・前腕骨間膜の後面の中央	母指の末節骨の底	橈骨神経 (C6〜8)	母指のIP・MP関節の伸展，手関節の背屈・橈屈
示指伸筋	尺骨・前腕骨間膜の後面の遠位	示指の指背腱膜	橈骨神経 (C6〜8)	示指のMP・PIP・DIP関節の伸展，手関節の背屈
手掌の筋 母指球筋				
短母指外転筋	舟状骨結節，大菱形骨，屈筋支帯	母指の基節骨の底	正中神経 (C6・7)	母指のCM関節の外転，母指のMP関節の屈曲

付録　93

筋名	起始	停止	神経支配	作用
母指対立筋	大菱形骨結節，屈筋支帯	母指の中手骨の外側面	正中神経 (C6・7)	母指のCM関節の対立
短母指屈筋	浅頭：屈筋支帯 深頭：有頭骨，大菱形骨結節	母指の基節骨の底	浅頭：正中神経 (C6・7) 深頭：尺骨神経 (C8・T1)	母指のCM関節の対立，母指のMP関節の屈曲
母指内転筋	斜頭：有頭骨，第2・3中手骨の底 横頭：第3中手骨	母指の基節骨の底	尺骨神経 (C8・T1)	母指のCM関節の内転，母指のMP関節の屈曲
手掌の筋 小指球筋				
短掌筋	手掌腱膜	小指球の皮膚	尺骨神経 (C8・T1)	小指球の皮膚を緊張させる
小指外転筋	豆状骨	第5基節骨の底，指背腱膜	尺骨神経 (C8・T1)	小指のMP関節の屈曲・外転，DIP・PIP関節の伸展
短小指屈筋	有鈎骨鈎，屈筋支帯	第5基節骨の底	尺骨神経 (C8・T1)	小指のMP関節の屈曲
小指対立筋	有鈎骨鈎	第5中手骨の内側	尺骨神経 (C8・T1)	小指のCM関節の掌屈・対立
手掌の筋 中手筋				
(第1〜4) 虫様筋	第1・2虫様筋：第2・3指の深指屈筋の腱 第3・4虫様筋：第3〜5指の深指屈筋の腱	第2〜5指の指背腱膜の外側	第1・2虫様筋：正中神経 (C8・T1) 第3・4虫様筋：尺骨神経 (C8・T1)	第2〜5指のMP関節の屈曲，PIP・DIP関節の伸展
(第1〜3) 掌側骨間筋	第2・4・5指の中手骨の掌側面	第2・4・5指の基節骨の底，指背腱膜	尺骨神経 (C8・T1)	第2・4・5指のMP関節の内転・屈曲，PIP・DIP関節の伸展
(第1〜4) 背側骨間筋	第1〜5指の中手骨	第2〜5指の基節骨の底，指背腱膜	尺骨神経 (C8・T1)	第2〜4指のMP関節の外転・屈曲，PIP・DIP関節の伸展

▶ 下肢

筋名	起始	停止	神経支配	作用
大腿前面の筋				
腸骨筋	腸骨窩	大腿骨の小転子，大腰筋の腱	大腿神経 (L2・3)	股関節の屈曲・外旋
大腰筋	第12胸椎〜第5腰椎の椎体・椎間円板，全腰椎の肋骨突起	大腿骨の小転子	腰神経叢の枝 (L2・3)	股関節の屈曲
小腰筋	第12胸椎〜第1腰椎の椎体・椎間円板	腸恥隆起	腰神経叢の枝 (L1・2)	腰椎の軽度屈曲
恥骨筋	恥骨櫛	大腿骨の恥骨筋線，小転子の下方	大腿神経 (L2〜4) (閉鎖神経からも枝を受けることがある)	股関節の屈曲・内転
縫工筋	腸骨の上前腸骨棘	脛骨粗面の内側（鵞足に加わる）	大腿神経 (L2〜4)	股関節の屈曲・外転・外旋，膝関節の屈曲
大腿直筋	腸骨の下前腸骨棘，寛骨臼の上縁	脛骨粗面	大腿神経 (L2〜4)	股関節の屈曲，膝関節の伸展
外側広筋	大腿骨の大転子，粗線の外側唇，外側大腿筋間中隔	脛骨粗面	大腿神経 (L2〜4)	膝関節の伸展
内側広筋	大腿骨の転子間線，粗線の内側唇，内側大腿筋間中隔	脛骨粗面	大腿神経 (L2〜4)	膝関節の伸展
中間広筋	大腿骨体の前面・外側面	脛骨粗面	大腿神経 (L2〜4)	膝関節の伸展
膝関節筋	大腿骨体の前面の下部	膝関節包の膝蓋上包	大腿神経 (L2〜4)	膝関節包の挙上
大腿内側の筋				
長内転筋	恥骨結節の下部	大腿骨の粗線の内側唇の中央1/3	閉鎖神経 (L2〜4)	股関節の内転・屈曲
短内転筋	恥骨体，恥骨下枝	大腿骨の恥骨筋線，粗線の内側唇の近位1/3	閉鎖神経 (L2〜4)	股関節の内転・屈曲

筋名	起始	停止	神経支配	作用
大内転筋	内転筋部：恥骨下枝，坐骨枝 膝窩腱筋部：坐骨結節	内転筋部：大腿骨の殿筋粗面，粗線の内側面，内側顆上線 膝窩腱筋部：大腿骨の内転筋結節	内転筋部：閉鎖神経 (L2〜4) 膝窩腱筋部：脛骨神経 (L4)	股関節の内転・伸展
薄筋	恥骨体，恥骨下枝	脛骨粗面の内側	閉鎖神経 (L2〜4)	股関節の内転，膝関節の屈曲・内旋
外閉鎖筋	閉鎖膜の外面・閉鎖孔の周辺	大腿骨の転子窩	閉鎖神経 (L2〜4)	股関節の内転・外旋
殿部の筋 (浅層)				
大殿筋	腸骨の後殿筋線の後方，仙骨・尾骨の外側，仙結節靱帯	腸脛靱帯，大腿骨の殿筋粗面	下殿神経 (L5〜S2)	股関節の伸展・外旋
中殿筋	腸骨の外側面 (前殿筋線と後殿筋線の間)	大腿骨の大転子	上殿神経 (L4〜S1)	股関節の外転，内旋
小殿筋	腸骨の外側面 (前殿筋線と下殿筋線の間)	大腿骨の大転子	上殿神経 (L4〜S1)	股関節の外転，内旋
大腿筋膜張筋	腸骨の上前腸骨棘，腸骨稜の前部	腸脛靱帯	上殿神経 (L4〜S1)	股関節の屈曲，外転，内旋
殿部の筋 (深層)				
梨状筋	仙骨の前面，仙結節靱帯	大腿骨の大転子の上縁	仙骨神経叢の枝 (L5〜S2)	股関節の外旋・外転
内閉鎖筋	閉鎖膜の内面，閉鎖孔の周辺	大腿骨の転子窩	仙骨神経叢の枝 (L5〜S2)	股関節の外旋・外転
上双子筋	坐骨棘	大腿骨の転子窩 (内閉鎖筋の腱を介して)	仙骨神経叢の枝 (L5〜S2)	股関節の外旋・外転
下双子筋	坐骨結節	大腿骨の転子窩 (内閉鎖筋の腱を介して)	仙骨神経叢の枝 (L5〜S2)	股関節の外旋・外転
大腿方形筋	坐骨結節の外側縁	大腿骨の転子間稜	仙骨神経叢の枝 (L5〜S2)	股関節の外旋
大腿後面の筋				
半腱様筋	坐骨結節	脛骨粗面の内側	脛骨神経 (L5〜S2)	股関節の伸展・内旋，膝関節の屈曲・内旋
半膜様筋	坐骨結節	脛骨の内側顆の後部，斜膝窩靱帯，膝窩筋膜	脛骨神経 (L5〜S2)	股関節の伸展・内旋，膝関節の屈曲・内旋
大腿二頭筋長頭	坐骨結節	腓骨頭	脛骨神経 (L5〜S2)	股関節の伸展・外旋，膝関節の屈曲・外旋
大腿二頭筋短頭	大腿骨の粗線の外側唇の中央1/3，外側顆上線	腓骨頭	総腓骨神経 (L5〜S2)	膝関節の屈曲・外旋
下腿前面の筋				
前脛骨筋	脛骨・下腿骨間膜の近位1/2	内側楔状骨，第1中足骨の底	深腓骨神経 (L4・5)	足関節の背屈，内がえし
長趾伸筋	腓骨体の前面・下腿骨間膜の近位2/3	第2〜5趾の中節骨と末節骨の底の背面，趾背腱膜	深腓骨神経 (L4〜S1)	第2〜5趾の伸展，足関節の背屈，外がえし
長母趾伸筋	腓骨の前面・下腿骨間膜の中央	母趾の末節骨の底	深腓骨神経 (L5・S1)	母趾の伸展，足関節の背屈
第三腓骨筋	腓骨体の前面・下腿骨間膜の遠位1/3	第5中足骨の底	深腓骨神経 (L4〜S1)	足関節の背屈，外がえし
下腿外側の筋				
長腓骨筋	腓骨の近位2/3，腓骨頭	内側楔状骨，第1中足骨の底	浅腓骨神経 (L5・S1)	足関節の底屈，外がえし
短腓骨筋	腓骨の遠位2/3	第5中足骨の底	浅腓骨神経 (L5・S1)	足関節の底屈，外がえし
下腿後面の筋 (浅層)				
腓腹筋	外側頭：大腿骨の外側上顆 内側頭：大腿骨の内側上顆	踵骨隆起	脛骨神経 (S1・2)	足関節の底屈，膝関節の屈曲
ヒラメ筋	腓骨頭，腓骨の近位1/4，脛骨のヒラメ筋線，ヒラメ筋腱弓	踵骨隆起	脛骨神経 (S1・2)	足関節の底屈

付録　95

筋名	起始	停止	神経支配	作用
足底筋	大腿骨の外側顆	踵骨隆起(踵骨腱を介して)	脛骨神経 (S1・2)	足関節の底屈(きわめて弱い)
下腿後面の筋 (深層)				
膝窩筋	大腿骨の外側上顆,外側半月	脛骨の後面・ヒラメ筋線の上部	脛骨神経 (S1・2)	膝関節の屈曲・内旋
長母趾屈筋	腓骨の後面の中央,下腿骨間膜の下部	母趾の末節骨の底	脛骨神経 (L5～S2)	母趾の屈曲,足関節の底屈・内がえし
長趾屈筋	脛骨の後面の中央	第2～5趾の末節骨の底	脛骨神経 (L5～S2)	第2～5趾の屈曲,足関節の底屈・内がえし
後脛骨筋	脛骨と腓骨の後面・下腿骨間膜の上部	舟状骨粗面,第2～4中足骨の底,内側・中間・外側楔状骨,立方骨	脛骨神経 (L4～S1)	足関節の底屈,内がえし
足背の筋				
短趾伸筋	踵骨の背面	第2～4趾の中足骨の底・趾背腱膜	深腓骨神経 (L5・S1)	第2～4趾のMTP・PIP関節の伸展
短母趾伸筋	踵骨の背面	母趾の基節骨の底・趾背腱膜	深腓骨神経 (L5・S1)	母趾のMTP関節の伸展
足底の筋 (第1層)				
母趾外転筋	踵骨隆起の内側突起,足底腱膜	母趾の基節骨の底	内側足底神経 (S1～3)	母趾のMTP関節の屈曲・外転
短趾屈筋	踵骨隆起の内側突起,足底腱膜	第2～5趾の中節骨の底	内側足底神経 (L5・S1)	第2～5趾のMTP・PIP関節の屈曲
小趾外転筋	踵骨隆起の外側突起,足底腱膜	小趾の基節骨の底	外側足底神経 (S1～3)	小趾のMTP関節の屈曲・外転
足底の筋 (第2層)				
足底方形筋	踵骨隆起の底面の内側部・外側部	長趾屈筋の腱	外側足底神経 (S1・2)	長趾屈筋の補助
(第1～4) 虫様筋	長趾屈筋の腱	第2～5趾の趾背腱膜	第1・2虫様筋:内側足底神経 (S1～3) 第4虫様筋:外側足底神経 (S1～3) (第3虫様筋は個体差が大きい)	第2～5趾のMTP関節の屈曲,PIP・DIP関節の伸展
足底の筋 (第3層)				
短母趾屈筋	内側・中間・外側楔状骨,立方骨	内側頭:母趾の基節骨の底の内側 外側頭:母趾の基節骨の底の外側	内側頭:内側足底神経 (L5・S1) 外側頭:外側足底神経 (S1・2)	母趾のMTP関節の屈曲
母趾内転筋	横頭:第3～5趾のMTP関節の関節包 斜頭:第2～4趾の中足骨の底,立方骨,外側楔状骨	母趾の基節骨の底	外側足底神経 (S1・2)	母趾のMTP関節の屈曲・内転
短小趾屈筋	小趾の中足骨の底	小趾の基節骨の底	外側足底神経 (S1・2)	小趾のMTP関節の屈曲
足底の筋 (第4層)				
(第1～3) 底側骨間筋	第3～5趾の中足骨の内側	第3～5趾の基節骨の底の内側・趾背腱膜	外側足底神経 (S1・2)	第3～5趾のMTP関節の屈曲・内転,PIP・DIP関節の伸展
(第1～4) 背側骨間筋	第1～5趾の中足骨の隣接面	第1背側骨間筋:第2趾の基節骨の内側 第2～4背側骨間筋:第2～4趾の基節骨の外側	外側足底神経 (S1・2)	第2～4趾のMTP関節の屈曲・外転,PIP・DIP関節の伸展

付録　神経支配別 筋の起始・停止・作用一覧表

▶ 上肢

神経支配	髄節	筋名	起始	停止	作用
頸神経 副神経	C2〜4	僧帽筋	後頭骨の上項線の内側1/3,外後頭隆起,項靱帯,C7〜T12の棘突起・棘上靱帯	鎖骨の外側1/3,肩甲骨の肩峰・肩甲棘	上部（下行部）：肩甲骨の内転・挙上・上方回旋中部（水平部）：肩甲骨の内転下部（上行部）：肩甲骨の内転・下制・上方回旋
肩甲背神経	C5,頸神経（C3・4）	肩甲挙筋	C1〜4の横突起の後結節	肩甲骨の上角	肩甲骨の挙上・下方回旋
	C4・5	小菱形筋	C7・T1の棘突起	肩甲骨の内側縁の上部	肩甲骨の内転・挙上・下方回旋
		大菱形筋	T2〜5の棘突起	肩甲骨の内側縁の下部	肩甲骨の内転・挙上・下方回旋
肩甲上神経	C4〜6	棘上筋	肩甲骨の棘上窩	上腕骨の大結節	肩関節の外転
		棘下筋	肩甲骨の棘下窩	上腕骨の大結節	肩関節の外旋
鎖骨下筋神経	C5・6	鎖骨下筋	第1肋骨	鎖骨の外側1/3の下面	鎖骨の下制
腋窩神経	C5・6	三角筋	鎖骨の外側1/3,肩甲骨の肩峰・肩甲棘	上腕骨の三角筋粗面	前部：肩関節の屈曲・外転・水平屈曲・内旋中部：肩関節の外転後部：肩関節の伸展・外転・水平伸展・外旋
		小円筋	肩甲骨の外側縁	上腕骨の大結節	肩関節の外旋
筋皮神経	C5・6	上腕二頭筋（長頭・短頭）	長頭：肩甲骨の関節上結節短頭：肩甲骨の烏口突起	橈骨粗面,上腕二頭筋腱膜	肘関節の屈曲,前腕の回外,肩関節の屈曲（長頭は肩関節の内転,短頭は肩関節の外転にも働く）
		上腕筋※1	上腕骨の前面の下部	尺骨粗面	肘関節の屈曲
	C5〜7	烏口腕筋	肩甲骨の烏口突起	上腕骨の内側面の中央部	肩関節の屈曲・内転,肩関節外転90°での水平屈曲
長胸神経	C5〜7	前鋸筋	第1〜9肋骨	肩甲骨の上角,内側縁,下角	肩甲骨の外転・上方回旋
肩甲下神経	C5〜8	大円筋	肩甲骨の外側縁・下角	上腕骨の小結節稜	肩関節の伸展・内転・内旋
		肩甲下筋	肩甲骨の肩甲下窩	上腕骨の小結節	肩関節の内旋
橈骨神経	C5・6	回外筋	上腕骨の外側上顆,外側側副靱帯,橈骨の輪状靱帯,尺骨の回外筋稜	橈骨の外側面の近位	前腕の回外
	C5〜7	腕橈骨筋	上腕骨の外側縁上稜の近位,外側上腕筋間中隔	橈骨の茎状突起	肘関節の屈曲,前腕の回内・回外（中間位に戻す）
		長橈側手根伸筋	上腕骨の外側縁上稜の遠位,外側上腕筋間中隔	第2中手骨の底	手関節の背屈・橈屈,肘関節の屈曲
		短橈側手根伸筋	上腕骨の外側上顆	第3中手骨の底	手関節の背屈・橈屈,肘関節の屈曲
	C6〜8	上腕三頭筋（長頭・外側頭・内側頭）	長頭：肩甲骨の関節下結節外側頭：上腕骨後面の橈骨神経溝の外側上方内側頭：上腕骨後面の橈骨神経溝の内側下方	尺骨の肘頭	肘関節の伸展（長頭のみ肩関節の伸展・内転にも働く）
		肘筋	上腕骨の外側上顆	尺骨の肘頭	肘関節の伸展
		総指伸筋	上腕骨の外側上顆	第2〜5指の指背腱膜	第2〜5指のDIP・PIP・MP関節の伸展,手関節の背屈
		小指伸筋	上腕骨の外側上顆	小指の指背腱膜	小指のDIP・PIP・MP関節の伸展,手関節の背屈

※1　外側の一部は橈骨神経

神経支配	髄節	筋名	起始	停止	作用
橈骨神経	C6～8	尺側手根伸筋	上腕頭：上腕骨の外側上顆 尺骨頭：尺骨の後面	第5中手骨の底	手関節の背屈・尺屈
		長母指外転筋	橈骨・尺骨・前腕骨間膜の後面の近位	母指の中手骨の底	母指のCM関節の外転，手関節の橈屈
		短母指伸筋	橈骨・前腕骨間膜の後面の遠位	母指の基節骨の底	母指のMP関節の伸展・CM関節の外転
		長母指伸筋	尺骨・前腕骨間膜の後面の中央	母指の末節骨の底	母指のIP・MP関節の伸展，手関節の背屈・橈屈
		示指伸筋	尺骨・前腕骨間膜の後面の遠位	示指の指背腱膜	示指のMP・PIP・DIP関節の伸展，手関節の背屈
胸背神経	C6～8	広背筋	T7～L5の棘突起（胸腰筋膜を介して），仙骨の正中仙骨稜，下位の肋骨，腸骨稜，肩甲骨の下角	上腕骨の小結節稜	肩関節の内転・内旋・伸展，肩甲骨の下制
内側・外側胸筋神経	C5～T1	大胸筋	鎖骨の内側1/2，胸骨，第1～7肋骨，腹直筋鞘の前葉	上腕骨の大結節稜	肩関節の内転・屈曲・内旋
	C6～T1	小胸筋	第3～5肋骨	肩甲骨の烏口突起	肩甲骨の下制・下方回旋
正中神経	C6	円回内筋	上腕頭：上腕骨の内側上顆 尺骨頭：尺骨の鉤状突起	橈骨の中央の外側面	前腕の回内，肘関節の屈曲
	C6・7	短母指外転筋	舟状骨結節，大菱形筋，屈筋支帯	母指の基節骨の底	母指のCM関節の外転，母指のMP関節の屈曲
		母指対立筋	大菱形骨結節，屈筋支帯	母指の中手骨の外側面	母指のCM関節の対立
		短母指屈筋（浅頭）	屈筋支帯	母指の基節骨の底	母指のCM関節の対立，母指のMP関節の屈曲
	C6～8	長母指屈筋	橈骨の前面・前腕骨間膜の中央	母指の末節骨の底	母指のIP・MP関節の屈曲，手関節の掌屈・橈屈，母指のCM関節の対立
		橈側手根屈筋	上腕骨の内側上顆	第2中手骨の底	手関節の掌屈・橈屈，前腕の回内
	C7～T1	浅指屈筋	上腕尺骨頭：上腕骨の内側上顆，尺骨の鉤状突起 橈骨頭：橈骨の上前面（橈骨粗面の遠位）	第2～5指の中節骨の底	第2～5指のMP・PIP関節の屈曲，手関節の掌屈，肘関節の屈曲
		深指屈筋橈側部（第2・3指）	尺骨の前面・前腕骨間膜の近位2/3	第2・3指の末節骨の底	第2・3指のDIP・PIP・MP関節の屈曲，手関節の掌屈
	C8・T1	方形回内筋	尺骨の前面の遠位1/4	橈骨の前面の遠位1/4	前腕の回内
		長掌筋	上腕骨の内側上顆	屈筋支帯の遠位，手掌腱膜の近位	手関節の掌屈，手掌腱膜の緊張，肘関節の屈曲
		（第1・2）虫様筋	第2・3指の深指屈筋の腱	第2・3指の指背腱膜の外側	第2・3指のMP関節の屈曲，PIP・DIP関節の伸展
尺骨神経	C7～T1	尺側手根屈筋	上腕頭：上腕骨の内側上顆 尺骨頭：尺骨の肘頭	有鉤骨鉤，第5中手骨の底	手関節の掌屈・尺屈
		深指屈筋 尺側部（第4・5指）	尺骨の前面・前腕骨間膜の近位2/3	第4・5指の末節骨の底	第4・5指のDIP・PIP・MP関節の屈曲，手関節の掌屈
	C8・T1	短母指屈筋（深頭）	有頭骨，大菱形骨結節	母指の基節骨の底	母指のCM関節の対立，母指のMP関節の屈曲
		母指内転筋	斜頭：有頭骨，第2・3中手骨の底 横頭：第3中手骨	母指の基節骨の底	母指のCM関節の内転，母指のMP関節の屈曲
		短掌筋	手掌腱膜	小指球の皮膚	小指球の皮膚を緊張させる
		小指外転筋	豆状骨	第5基節骨の底，指背腱膜	小指のMP関節の屈曲・外転，DIP・PIP関節の伸展

神経支配	髄節	筋名	起始	停止	作用
尺骨神経	C8・T1	短小指屈筋	有鈎骨鈎，屈筋支帯	第5基節骨の底	小指のMP関節の屈曲
		小指対立筋	有鈎骨鈎	第5中手骨の内側	小指のCM関節の掌屈・対立
		(第3・4) 虫様筋	第3〜5指の深指屈筋の腱	第3〜5指の指背腱膜の外側	第3〜5指のMP関節の屈曲，PIP・DIP関節の伸展
		(第1〜3) 掌側骨間筋	第2・4・5指の中手骨の掌側面	第2・4・5指の基節骨の底，指背腱膜	第2・4・5指のMP関節の内転・屈曲，PIP・DIP関節の伸展
		(第1〜4) 背側骨間筋	第1〜5指の中手骨	第2〜4指の基節骨の底，指背腱膜	第2〜4指のMP関節の外転・屈曲，PIP・DIP関節の伸展

▶ 下肢

神経支配	髄節	筋名	起始	停止	作用
腰神経叢の枝	L1・2	小腰筋	第12胸椎〜第1腰椎の椎体・椎間円板	腸恥隆起	腰椎の軽度屈曲
	L2・3	大腰筋	第12胸椎〜第5腰椎の椎体・椎間円板，全腰椎の肋骨突起	大腿骨の小転子	股関節の屈曲
大腿神経	L2・3	腸骨筋	腸骨窩	大腿骨の小転子，大腰筋の腱	股関節の屈曲・外旋
	L2〜4	恥骨筋※2	恥骨櫛	大腿骨の恥骨筋線，小転子の下方	股関節の屈曲・内転・外旋
		縫工筋	腸骨の上前腸骨棘	脛骨粗面の内側（鵞足に加わる）	股関節の屈曲・外旋，膝関節の屈曲
		大腿直筋	腸骨の下前腸骨棘，寛骨臼の上縁	脛骨粗面	股関節の屈曲，膝関節の伸展
		外側広筋	大腿骨の大転子，粗線の外側唇，外側大腿筋間中隔	脛骨粗面	膝関節の伸展
		内側広筋	大腿骨の転子間線，粗線の内側唇，内側大腿筋間中隔	脛骨粗面	膝関節の伸展
		中間広筋	大腿骨体の前面・外側面	脛骨粗面	膝関節の伸展
		膝関節筋	大腿骨体の前面の下部	膝関節包の膝蓋上包	膝関節包の挙上
閉鎖神経	L2〜4	長内転筋	恥骨結節の下部	大腿骨の粗線の内側唇の中央1/3	股関節の内転・屈曲
		短内転筋	恥骨体，恥骨下枝	大腿骨の恥骨筋線，粗線の内側唇の近位1/3	股関節の内転・屈曲
		大内転筋（内転筋部）	恥骨下枝，坐骨枝	大腿骨の殿筋粗面，粗線の内側唇，内側顆上線	股関節の内転・伸展
		薄筋	恥骨体，恥骨下枝	脛骨粗面の内側	股関節の内転，膝関節の屈曲・内旋
		外閉鎖筋	閉鎖膜の外面，閉鎖孔の周辺	大腿骨の転子窩	股関節の内転・外旋
上殿神経	L4〜S1	中殿筋	腸骨の外側面（前殿筋線と後殿筋線の間）	大腿骨の大転子	股関節の外転，内旋
		小殿筋	腸骨の外側面（前殿筋線と下殿筋線の間）	大腿骨の大転子	股関節の外転，内旋
		大腿筋膜張筋	腸骨の上前腸骨棘，腸骨稜の前部	腸脛靱帯	股関節の屈曲，外転，内旋
総腓骨神経	L5〜S2	大腿二頭筋短頭	大腿骨の粗線の外側唇の中央1/3，外側顆上線	腓骨頭	膝関節の屈曲・外旋
深腓骨神経	L4・5	前脛骨筋	脛骨・下腿骨間膜の近位1/2	内側楔状骨，第1中足骨の底	足関節の背屈，内がえし

※2 閉鎖神経からも枝を受けることがある

付録 99

神経支配	髄節	筋名	起始	停止	作用
深腓骨神経	L4〜S1	長趾伸筋	腓骨体の前面・下腿骨間膜の近位2/3	第2〜5趾の中節骨と末節骨の底の背面，趾背腱膜	第2〜5趾の伸展，足関節の背屈，外がえし
		第三腓骨筋	腓骨体の前面・下腿骨間膜の遠位1/3	第5中足骨の底	足関節の背屈，外がえし
	L5・S1	長母趾伸筋	腓骨の前面・下腿骨間膜の中央	母趾の末節骨の底	母趾の伸展，足関節の背屈
		短趾伸筋	踵骨の背面	第2〜4趾の中節骨の底・趾背腱膜	第2〜4趾のMTP・PIP関節の伸展
		短母趾伸筋	踵骨の背面	母趾の基節骨の底・趾背腱膜	母趾のMTP関節の伸展
脛骨神経	L4	大内転筋(膝窩腱筋部)	坐骨結節	大腿骨の内転筋結節	股関節の内転・伸展
	L4〜S1	後脛骨筋	脛骨と腓骨の後面・下腿骨間膜の上部	舟状骨粗面，第2〜4中足骨底，内側・中間・外側楔状骨，立方骨	足関節の底屈，内がえし
	L5〜S2	長母趾屈筋	腓骨の後面の中央，下腿骨間膜の下部	母趾の末節骨の底	母趾の屈曲，足関節の底屈・内がえし
		長趾屈筋	脛骨の後面の中央	第2〜5趾の末節骨の底	第2〜5趾の屈曲，足関節の底屈・内がえし
		半腱様筋	坐骨結節	脛骨粗面の内側	股関節の伸展・内旋，膝関節の屈曲・内旋
		半膜様筋	坐骨結節	脛骨の内側顆の後部，斜膝窩靱帯，膝窩筋膜	股関節の伸展・内旋，膝関節の屈曲・内旋
		大腿二頭筋長頭	坐骨結節	腓骨頭	股関節の伸展・外旋，膝関節の屈曲・外旋
	S1・2	腓腹筋	外側頭：大腿骨の外側上顆 内側頭：大腿骨の内側上顆	踵骨隆起	足関節の底屈，膝関節の屈曲
		ヒラメ筋	腓骨頭，腓骨の近位1/4，脛骨のヒラメ筋線，ヒラメ筋腱弓	踵骨隆起	足関節の底屈
		足底筋	大腿骨の外側顆	踵骨隆起(踵骨腱を介して)	足関節の底屈(きわめて弱い)
		膝窩筋	大腿骨の外側上顆，外側半月	脛骨の後面・ヒラメ筋線の上部	膝関節の屈曲・内旋
浅腓骨神経	L5・S1	長腓骨筋	腓骨の近位2/3，腓骨頭	内側楔状骨，第1中足骨の底	足関節の底屈，外がえし
		短腓骨筋	腓骨の遠位2/3	第5中足骨の底	足関節の底屈，外がえし
下殿神経	L5〜S2	大殿筋	腸骨の後殿筋線の後方，仙骨・尾骨の外側，仙結節靱帯	腸脛靱帯，大腿骨の殿筋粗面	股関節の伸展・外旋
仙骨神経叢の枝	L5〜S2	梨状筋	仙骨の前面，仙結節靱帯	大腿骨の大転子の上縁	股関節の外旋・外転
		内閉鎖筋	閉鎖膜の内面，閉鎖孔の周辺	大腿骨の転子窩	股関節の外旋・外転
		上双子筋	坐骨棘	大腿骨の転子窩(内閉鎖筋の腱を介して)	股関節の外旋・外転
		下双子筋	坐骨結節	大腿骨の転子窩(内閉鎖筋の腱を介して)	股関節の外旋・外転
		大腿方形筋	坐骨結節の外側縁	大腿骨の転子間稜	股関節の外旋

神経支配	髄節	筋名	起始	停止	作用
内側足底神経	L5・S1	短趾屈筋	踵骨隆起の内側突起，足底腱膜	第2～5趾の中節骨の底	第2～5趾のMTP・PIP関節の屈曲
		短母趾屈筋(内側頭)	内側・中間・外側楔状骨，立方骨	母趾の基節骨の底の内側	母趾のMTP関節の屈曲
	S1～3	母趾外転筋	踵骨隆起の内側突起，足底腱膜	母趾の基節骨の底	母趾のMTP関節の屈曲・外転
		(第1・2)虫様筋[※3]	長趾屈筋の腱	第2・3趾の趾背腱膜	第2・3趾のMTP関節の屈曲，PIP・DIP関節の伸展
外側足底神経	S1・2	足底方形筋	踵骨隆起の底面の内側部・外側部	長趾屈筋の腱	長趾屈筋の補助
		短母趾屈筋(外側頭)	内側・中間・外側楔状骨，立方骨	母趾の基節骨の底の外側	母趾のMTP関節の屈曲
		母趾内転筋	横頭：第3～5趾のMTP関節の関節包 斜頭：第2～4趾の中足骨の底，立方骨，外側楔状骨	母趾の基節骨の底	母趾のMTP関節の屈曲・内転
		短小趾屈筋	小趾の中足骨の底	小趾の基節骨の底	小趾のMTP関節の屈曲
		(第1～3)底側骨間筋	第3～5趾の中足骨の内側	第3～5趾の基節骨の底の内側・趾背腱膜	第3～5趾のMTP関節の屈曲・内転，PIP・DIP関節の伸展
		(第1～4)背側骨間筋	第1～5趾の中足骨の隣接面	第1背側骨間筋：第2趾の基節骨の内側 第2～4背側骨間筋：第2～4趾の基節骨の外側	第2～4趾のMTP関節の屈曲・外転，PIP・DIP関節の伸展
	S1～3	小趾外転筋	踵骨隆起の外側突起，足底腱膜	小趾の基節骨の底	小趾のMTP関節の屈曲・外転
		(第4)虫様筋[※3]	長趾屈筋の腱	第5趾の趾背腱膜	第5趾のMTP関節の屈曲，PIP・DIP関節の伸展

※3　第3虫様筋は個体差が大きい

付録　横断面図

上腕の横断面

右側の横断面を遠位から観察

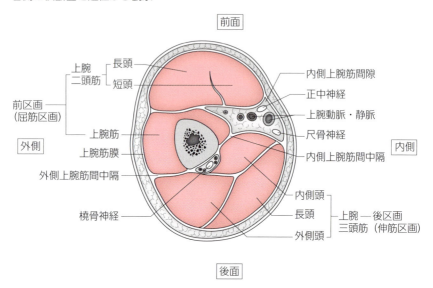

前腕の横断面

右側の横断面を遠位から観察

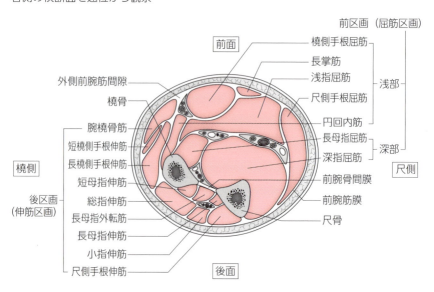

手根の横断面

右側の横断面を遠位から観察

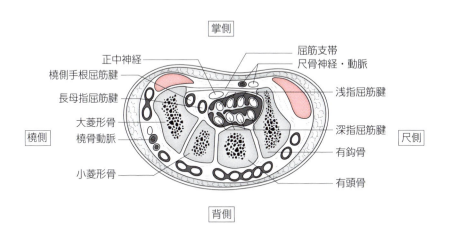

大腿の横断面

右側の横断面を近位から観察

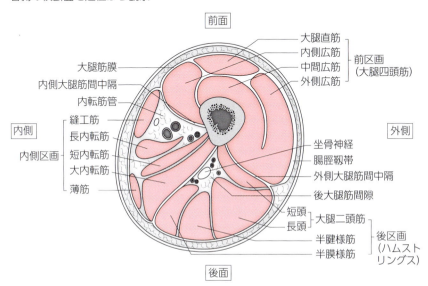

下腿の横断面

右側の横断面を近位から観察

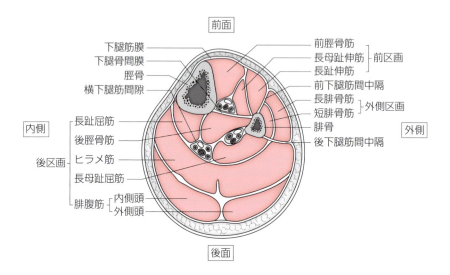

INDEX

和文索引　　※太字は主要説明箇所を示す

■ う

烏口突起　2, 3, 13, 14, 15
烏口腕筋　13, **15**

■ え

腋窩神経　10, 11
遠位指節間関節　25
遠位趾節間関節　79
円回内筋　18, **19**, 23
円回内筋症候群　18

■ お

横足根関節　79
横突起　5, 7

■ か

外果　67, 75
回外筋　30, **31**
回外筋稜　31
外後頭隆起　6
回旋筋腱板　9
外側縁（肩甲骨の）　11, 12
外側顆（大腿骨の）　71
外側顆上線　63
外側顆上稜　26, 27
外側胸筋神経　3
外側楔状骨　74, 79, 82, 83
外側広筋　44, **48**
外側上顆（上腕骨の）　16, 17, 26, 28, 29, 31
外側上顆（大腿骨の）　69, 70, 71, 73
外側上腕筋間中隔　27
外側唇　48, 63
外側神経束　15
外側足底神経　79, 81, 82, 83, 84, 85, 86
外側側副靱帯（膝関節の）　71
外側側副靱帯（肘関節の）　31
外側大腿筋間中隔　48

（右列）

外側縦アーチ　84
外側突起（踵骨隆起の）　79
外側半月　71, 73
外反膝　53
外閉鎖筋　50, **53**, 57
解剖学的嗅ぎタバコ入れ　30
過外転症候群　8
下角（肩甲骨の）　4, 6, 12
下肢機能軸　53
顆状関節　25, 79
下神経幹　15
下前腸骨棘　47
下双子筋　50, 57, **59**
鵞足　44, 47, 50, 61
下腿外側の筋　**67**
下腿後面の筋　**69, 72**
下腿骨間膜　64, 65, 66, 73, 74
下腿三頭筋　69
下腿前面の筋　**64**
滑車上肘筋　22
滑車上肘靱帯　22
下殿筋線　56
下殿神経　54, 55
下橈尺関節　42
寛骨臼　47
関節円板　42
関節下結節　16, 17
関節上結節　13, 14
関節包　71, 82, 83
関節包外靱帯　71
関節包内靱帯　71

■ き

基節骨（指骨の）　21, 25, 32, 35, 36, 38, 39, 41, 42
基節骨（趾骨の）　76, 78, 79, 82, 83, 84, 86
胸郭出口症候群　8
胸骨　3

索引　105

胸神経　15
胸椎　45, 46
胸背神経　6
胸部の筋　**2**
胸腰筋膜　5, 6
胸肋部　2
棘下窩　11
棘下筋　9, **11**
棘上窩　10
棘上筋　9, **10**
棘上靱帯　6
棘突起　6, 7, 8
距骨　79, 84
距骨下関節　79
距踵関節　79
距踵舟関節　79
近位指節間関節　25
近位趾節間関節　79
筋皮神経　13, 14, 15

■く

屈筋支帯　20, 35, 36, 39

■け

脛骨　53, 61, 64, 65, 70, 71, 73, 74
脛骨神経　50, 61, 62, 63, 70, 71, 73, 74
脛骨神経部　52
脛骨粗面　47, 48, 49, 52, 53, 61, 62
茎状突起　27
頸神経　6, 7, 15
頸椎　5
月状骨　25, 42
肩関節　2, 3, 5, 6, 8, 9, 10, 11, 12, 13, 15, 16, 17
肩甲下窩　12
肩甲下筋　5, 9, **12**
肩甲下神経　12
肩甲挙筋　5, **7**
肩甲棘　6, 10

肩甲骨　2, 3, 4, 5, 6, 7, 8, 9, 10, 11, 12, 13, 14, 15, 16, 17
肩甲骨周辺の筋　**9**
肩甲上神経　10, 11
肩甲背神経　7, 8
腱固定作用　33
肩峰　6, 10

■こ

後顆間区　71
後脛骨筋　72, **74**, 85
後結節（頸椎の）　5, 7
後十字靱帯　71
鈎状突起　19, 22
後神経束　15
項靱帯　6
後殿筋線　55
後頭骨　6
広背筋　5, **6**
絞扼性神経障害　22
股関節　44, 45, 46, 47, 50, 51, 52, 53, 54, 55, 56, 57, 58, 59, 60, 62, 63
骨盤　54, 57

■さ

鎖骨　3, 4, 6, 8, 10
坐骨　50
鎖骨下筋　2, **4**, 8
鎖骨下筋神経　4
鎖骨下静脈　8
鎖骨下動脈　8
坐骨棘　59
坐骨結節　52, 59, 60, 61, 62, 63
坐骨枝　52
坐骨神経　52
鎖骨部　2
三角筋　9, **10**
三角筋粗面　10
三角骨　25, 42
三角線維軟骨　42

三角線維軟骨複合体　42

■ し

示指　33
示指伸筋　26, 30, **33**
膝蓋骨　53
膝蓋上包　49
膝窩筋　72, **73**
膝窩筋膜　61, 62
膝関節　44, 47, 48, 49, 52, 53, 62, 63, 70, 71, 72, 73
膝関節筋　44, **49**
膝関節包　44, 49
指背腱膜　28, 29, 33, 38, 40, 41, 42
趾背腱膜　65, 75, 76, 80, 81, 86
斜角筋隙　8
斜角筋症候群　8
尺側手根屈筋　18, **20**, 22
尺側手根伸筋　26, **29**
斜膝窩靱帯　61, 62
尺骨　16, 17, 19, 20, 21, 22, 23, 24, 25, 29, 31, 32, 33, 42
尺骨神経　18, 20, 22, 24, 36, 38, 39, 40, 41, 42
尺骨神経溝　22
尺骨粗面　13, 14
尺骨頭　18, 19, 20, 22, 26, 29
終枝　15
舟状骨（足の）　79, 84
舟状骨（手の）　25
舟状骨結節　35
舟状骨粗面　74
手関節　19, 20, 22, 23, 24, 27, 28, 31, 32, 33
手根間関節　25
手根骨　25, 42
手根中央関節　25
手根中手関節　25
手掌　34, 37
手掌腱膜　20, 38
手掌の筋　**34**, **37**, **40**
小円筋　9, **11**

上角（肩甲骨の）　4, 5, 7
小胸筋　2, **3**, 8
小胸筋症候群　8
小結節　9, 12
小結節稜　5, 6, 12
上項線　6
踵骨　75, 76, 79, 84
踵骨腱　69, 71
踵骨隆起　70, 71, 77, 78, 79, 80, 81
小指外転筋　37, **38**
小趾外転筋　77, **79**
小指球　37, 38, 40
小指球筋　37
小指伸筋　26, **29**
小指対立筋　37, **39**
上神経幹　15
上前腸骨棘　47, 53, 56, 60
上双子筋　50, 57, **59**
掌側骨間筋　40, **41**
掌側尺骨手根靱帯　42
小殿筋　54, **56**
小転子　45, 46
上殿神経　54, 55, 56
小腰筋　44, **46**
踵立方関節　79
小菱形筋　5, **7**
上腕筋　13, **14**
上腕骨　3, 5, 6, 9, 10, 11, 12, 13, 14, 15, 17, 19, 20, 21, 22, 26, 27, 28, 29, 31
上腕三頭筋　16, **17**
上腕尺骨頭　21, 22
上腕頭　18, 19, 20, 22, 26, 29
上腕二頭筋　13, **14**, 30
上腕二頭筋腱膜　13, 14
上腕の屈筋群　**13**
上腕の伸筋群　**16**
ショパール関節　79
神経幹　15
神経根　15
神経束　15

深指屈筋　21, 23, **24**, 33, 40, 41
深層外旋六筋　50, 57
深腓骨神経　65, 66, 76

■ す

スカルパ三角　60

■ せ

正中神経　19, 20, 22, 24, 25, 35, 36, 40, 41
正中仙骨稜　6
赤筋線維　69
線維軟骨　71
前顆間区　71
前鋸筋　2, **4**
前脛骨筋　64, **65**
仙結節靱帯　54, 55, 58
仙骨　6, 54, 55, 57, 58
仙骨神経叢　58, 59, 60
仙骨翼　45
浅指屈筋　21, **22**, 23
前斜角筋　8
前十字靱帯　71
前仙腸靱帯　45
前殿筋線　55, 56
浅腓骨神経　68
前腕　18, 19, 21, 23, 25, 27, 30
前腕筋膜　13
前腕骨間膜　24, 30, 31, 32, 33
前腕の屈筋群　**18, 21, 23**, 26
前腕の伸筋群　**26, 30**

■ そ

双羽状筋　85
総指伸筋　26, **28**, 30
総腓骨神経　57, 61, 63
僧帽筋　5, **6**
足関節　53, 64, 65, 66, 67, 68, 69, 70, 71, 72, 73, 74
足弓　84
足根骨　79

足根中足関節　79
足底筋　69, **71**
足底腱膜　77, 78, 79
足底の筋　**77, 80, 82, 85**
足底方形筋　80, **81**
足背の筋　**75**
鼡径靱帯　60
粗線　48, 51, 52, 63
足根管　72

■ た

大円筋　5, 9, **12**
大胸筋　2, **3**
大結節　9, 10, 11
大結節稜　3
第三腓骨筋　64, **66**
大腿筋膜張筋　54, **56**
大腿脛骨角　53
大腿後面の筋　**61**
大腿骨　45, 46, 48, 49, 51, 52, 53, 54, 55, 56, 57, 58, 59, 60, 61, 63, 69, 70, 71, 73
大腿骨体　49
大腿骨頭　53, 60
大腿四頭筋　44
大腿静脈　60
大腿神経　44, 45, 46, 47, 48, 49, 60
大腿前面の筋　**44**
大腿直筋　44, **47**
大腿動脈　60
大腿内側の筋　**50**
大腿二頭筋短頭　61, **63**
大腿二頭筋長頭　61, **63**
大腿方形筋　50, 57, **60**
大殿筋　54, **55**
大転子　48, 54, 55, 56, 57, 58, 60
大内転筋　50, **52**
大腰筋　44, **45**
大菱形筋　5, **8**
大菱形骨　35
大菱形骨結節　35, 36

楕円関節　25
タバチエール　30
単羽状筋　85
短趾屈筋　77, **78**
短趾伸筋　75, **76**
短掌筋　37, **38**
短小指屈筋　37, **39**
短小趾屈筋　82, **84**
短橈側手根伸筋　26, **28**
短内転筋　50, **51**
短腓骨筋　67, **68**
短母指外転筋　34, **35**
短母指屈筋　34, **36**
短母趾屈筋　82, **83**
短母指伸筋　30, **32**
短母趾伸筋　75, **76**

■ち

遅筋線維　69
恥骨　50
恥骨下枝　51, 52
恥骨筋　44, **46**
恥骨筋線　46, 51
恥骨結節　51
恥骨櫛　46
恥骨体　51, 52
中間楔状骨　74, 79, 82, 83
中間広筋　44, **49**
肘関節　13, 14, 16, 17, 19, 20, 21, 22, 26, 27, 28
肘筋　16, **17**
中斜角筋　8
中手筋　40
中手骨　18, 19, 20, 25, 27, 28, 29, 31, 35, 36, 39, 40, 41, 42
中手指節関節　25
中手部　40
中神経幹　15
中節骨（足の）　65, 75, 76, 77, 78, 79
中節骨（手の）　21, 22, 25
中足間関節　79, 84

中足骨　64, 65, 66, 67, 68, 74, 75, 79, 82, 83, 84, 85, 86
中足趾節関節　79
中殿筋　54, **55**, 57
肘頭　16, 17, 20
肘部管　22
肘部管症候群　22
虫様筋（足の）　80, **81**
虫様筋（手の）　40, **41**
長胸神経　4
腸脛靱帯　54, 55, 56
腸骨　47, 54, 55, 56
腸骨窩　45
腸骨筋　44, **45**
腸骨稜　5, 6, 45, 56
長趾屈筋　72, **74**, 77, 80, 81, 82
長趾伸筋　64, **65**, 75
長掌筋　18, **20**, 69
腸恥隆起　46
長橈側手根伸筋　26, **27**
長内転筋　50, **51**, 60
蝶番関節　25, 79
長腓骨筋　67, **68**, 85
長母指外転筋　30, **31**
長母指屈筋　23, **24**, 34
長母趾屈筋　72, **73**
長母指伸筋　30, **32**
長母趾伸筋　64, **66**
腸腰筋　44

■つ

椎間円板　45, 46
椎体　45, 46

■て

底側骨間筋　85, **86**
テノデーシス アクション　33
殿筋粗面　52, 54, 55
転子窩　53, 58, 59
転子間線　48

転子間稜　60
殿部の筋　**54, 57**

と

橈骨　19, 21, 22, 23, 24, 25, 27, 30, 31, 32
橈骨手根関節　25, 42
橈骨神経　14, 16, 17, 27, 28, 29, 30, 31, 32, 33
橈骨神経溝　16
橈骨粗面　13, 14, 22
橈骨頭　21, 22
橈骨動脈　30
豆状骨　38
橈側手根屈筋　18, **19**

な

内果　72, 80
内側縁（肩甲骨の）　4, 7, 8
内側顆（脛骨の）　61, 62
内側顆（大腿骨の）　71
内側顆上線　52
内側胸筋神経　3
内側楔状骨　64, 65, 67, 68, 74, 79, 82, 83, 84
内側広筋　44, **48**
内側手根側副靱帯　42
内側上顆（上腕骨の）　19, 20, 22, 26
内側上顆（大腿骨の）　69, 70
内側唇　48, 51, 52
内側神経束　15
内側足底神経　78, 81, 82, 83
内側側副靱帯　71
内側大腿筋間中隔　48
内側縦アーチ　72, 84
内側突起（踵骨隆起の）　77, 78
内側半月　71
内転筋結節　52
内反膝　53
内閉鎖筋　50, 57, **58**, 59

に

二関節筋　16

は

背側骨間筋（足の）　85, **86**
背側骨間筋（手の）　40, **42**
背部浅層の筋　**5**
薄筋　44, 50, **52**, 61
ハムストリングス　61
半腱様筋　44, 50, 61, **62**
半膜様筋　61, **62**

ひ

皮筋　37
尾骨　54, 55
腓骨　66, 67, 68, 70, 73, 74
腓骨体　65, 66
腓骨頭　61, 63, 68, 70, 71
腓腹筋　69, **70**
腓腹筋外側頭　69
腓腹筋内側頭　69
ヒラメ筋　69, **70**, 72
ヒラメ筋腱　69
ヒラメ筋腱弓　70
ヒラメ筋線　70, 73

ふ

副神経　6
腹直筋鞘　3
腹部　2
フロセのアーケード　30

へ

閉鎖孔　53, 57, 58
閉鎖神経　44, 46, 50, 51, 52, 53
閉鎖膜　53, 57, 58
平面関節　25, 79
変形性膝関節症　53

ほ

方形回内筋　23, **25**
方形結節　60

縫工筋　44, **47**, 50, 60, 61
ボクサー筋　2
母趾外転筋　77, **78**
母指球　23, 34, 40
母指球筋　34
母指対立筋　34, **35**
母指内転筋　34, **36**
母趾内転筋　82, **83**

ま

末節骨　23, 24, 25, 32, 65, 66, 73, 74, 79

み

ミクリッツ線　53

ゆ

有鉤骨鉤　20, 39
有頭骨　36

よ

腰神経叢　45, 46

腰椎　45, 46
横アーチ　82, 84

り

梨状筋　50, 57, **58**
梨状筋症候群　57
リスフラン関節　79
立方骨　74, 79, 82, 83, 84
輪状靱帯　31

ろ

肋鎖症候群　8
ローザー・ネラトン線　60
肋骨　2, 3, 4, 6, 8
肋骨突起　45

わ

腕神経叢　8, 15
腕橈骨筋　26, **27**

欧文索引

A

abductor digiti minimi　38, 79
abductor hallucis　78
abductor pollicis brevis　35
abductor pollicis longus　31
adductor brevis　51
adductor hallucis　83
adductor longus　51
adductor magnus　52
adductor pollicis　36
anconeus　17
articularis genus　49

B

biceps brachii　14

biceps femoris long head　63
biceps femoris short head　63
brachialis　14
brachioradialis　27

C

carpometacarpal joint　25
CM関節　24, 25, 31, 32, 34, 35, 36, 39
coracobrachialis　15

D

deltoid　10
DIP関節（足の）　79, 80, 81, 85, 86
DIP関節（手の）　23, 24, 25, 28, 29, 33, 37, 38, 40, 41, 42
distal interphalangeal joint　25, 79

dorsal interossei 42, 86

E

extensor carpi radialis brevis 28
extensor carpi radialis longus 27
extensor carpi ulnaris 29
extensor digiti minimi 29
extensor digitorum 28
extensor digitorum brevis 76
extensor digitorum longus 65
extensor hallucis brevis 76
extensor hallucis longus 66
extensor indicis 33
extensor pollicis brevis 32
extensor pollicis longus 32

F

femoratibial angle（FTA） 53
fibularis brevis 68
fibularis longus 68
fibularis tertius 66
flexor carpi radialis 19
flexor carpi ulnaris 20
flexor digiti minimi brevis 39, 84
flexor digitorum brevis 78
flexor digitorum longus 74
flexor digitorum profundus 24
flexor digitorum superficialis 22
flexor hallucis brevis 83
flexor hallucis longus 73
flexor pollicis brevis 36
flexor pollicis longus 24
Frohseのアーケード 30

G

gastrocnemius 70
gemellus inferior 59
gemellus superior 59
gluteus maximus 55
gluteus medius 55

gluteus minimus 56
gracilis 52

I

iliacus 45
infraspinatus 11
IP関節 24, 32

L

latissimus dorsi 6
levator scapulae 7
lumbrical 41, 81

M

metacarpophalangeal joint 25
metatarsophalangeal joint 79
Mikulicz（ミクリッツ）線 53
MP関節 22, 23, 24, 25, 28, 29, 32, 33, 34, 35,
　36, 37, 38, 39, 40, 41, 42
MTP関節 76, 77, 78, 79, 80, 81, 82, 83, 84,
　85, 86

O

obturator externus 53
obturator internus 58
opponens digiti minimi 39
opponens pollicis 35
Osborn（オズボーン）バンド 22

P

palmar interossei 41
palmaris brevis 38
palmaris longus 20
pectineus 46
pectoralis major 3
pectoralis minor 3
piano key sign 42
PIP関節（足の） 76, 77, 78, 79, 80, 81, 85, 86
PIP関節（手の） 22, 23, 24, 25, 28, 29, 33, 37,
　38, 40, 41, 42

piriformis 58

plantar interossei 86

plantaris 71

popliteus 73

pronator quadratus 25

pronator teres 19

proximal interphalangeal joint 25, 79

psoas major 45

psoas mino 46

Q

Q角（Q-angle） 53

quadratus femoris 60

quadratus plantae 81

R

rectus femoris 47

rhomboid major 8

rhomboid minor 7

Roser-Nélaton（ローザー・ネラトン）線 60

Rotator cuff 9

S

sartorius 47

Scarpa（スカルパ）三角 60

semimembranosus 62

semitendinosus 62

serratus anterior 4

soleus 70

subclavius 4

subscapularis 12

supinator 31

supraspinatus 10

T

tensor fasciae latae 56

teres major 12

teres minor 11

tibialis anterior 65

tibialis posterior 74

trapezius 6

triangular fibrocartilage complex（TFCC）
  42

triceps brachii 17

V

vastus intermedius 49

vastus lateralis 48

vastus medialis 48

著者略歴

町田　志樹 (まちだ　しき)

了德寺大学 健康科学部 医学教育センター 講師．理学療法士，博士（医学）．新潟リハビリテーション専門学校（現．新潟リハビリテーション大学）卒業後，2010年より順天堂大学 大学院医学研究科 解剖学・生体構造科学講座 研究生として解剖学を学ぶ．2015年に同大学 博士課程を修了（入学資格審査合格のため，修士課程免除）し，博士（医学）を取得．理学療法士養成校や大学で教鞭をとりつつ，解剖学の卒後教育をコンセプトとした講習会「いまさら聞けない解剖学」を全国で展開している．また新型コロナウイルス感染拡大に伴い自宅学習を余儀なくされた学生のために，オンライン無料解剖学講義"Stay's anatomy"を配信している．主な著書に『PT・OTビジュアルテキスト専門基礎　解剖学』（羊土社 2018年），『町田志樹の聴いて覚える解剖学 中枢・末梢神経 編』（三輪書店 2020年），『町田志樹の聴いて覚える解剖学 循環器・呼吸器＋心電図 編』（三輪書店 2023年）など．

※追加情報がある場合は弊社ウェブサイト内「正誤表／補足情報」のページに掲載いたします．
https://www.miwapubl.com/user_data/supplement.php

町田志樹の聴いて覚える起始停止

発　行	2019年 6月10日　第1版第1刷
	2023年 9月30日　第1版第3刷©
著　者	町田志樹
発行者	青山　智
発行所	株式会社 三輪書店
	〒113-0033　東京都文京区本郷6-17-9　本郷綱ビル
	TEL 03-3816-7796　FAX 03-3816-7756
	http://www.miwapubl.com
映像制作	中島卓也
装　丁	星子卓也
印刷所	株式会社 真興社

本書の内容の無断複写・複製・転載は，著作権・出版権の侵害となることがありますのでご注意ください．

ISBN 978-4-89590-659-3 C 3047

[JCOPY]　〈出版者著作権管理機構 委託出版物〉
本書の無断複製は著作権法上での例外を除き禁じられています．複製される場合は，そのつど事前に，出版者著作権管理機構（電話 03-5244-5088，FAX 03-5244-5089，e-mail:info@jcopy.or.jp）の許諾を得てください．